NASCE UM BEBÊ, não NASCE UMA MÃE

BRUNA BÂRBOSA

Copyright © 2024 by Editora Letramento
Copyright © 2024 by Bruna Bârbosa

Diretor Editorial Gustavo Abreu
Diretor Administrativo Júnior Gaudereto
Diretor Financeiro Cláudio Macedo
Logística Daniel Abreu e Vinícius Santiago
Comunicação e Marketing Carol Pires
Assistente Editorial Matteos Moreno e Maria Eduarda Paixão
Designer Editorial Gustavo Zeferino e Luís Otávio Ferreira
Foto da Capa Marcelo Silva | UNSPLASH.COM

Todos os direitos reservados. Não é permitida a reprodução desta obra sem aprovação do Grupo Editorial Letramento.

Dados Internacionais de Catalogação na Publicação (CIP)
Bibliotecária Juliana da Silva Mauro – CRB6/3684

B238n   Bârbosa, Bruna
        Nasce um bebê, não nasce uma mãe : a construção de uma mãe / Bruna Bârbosa. - Belo Horizonte : Letramento, 2024.
        148 p. ; 21 cm.
        ISBN 978-65-5932-485-9
        1. Maternidade. 2. Transformação. 3. Identidade. 4. Empoderamento. 5. Relações familiares. I. Título.

                                  CDU: 316.811
                                  CDD: 306.87

Índices para catálogo sistemático:
1. Relações familiares 316.811
2. Relações familiares 306.87

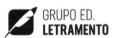

LETRAMENTO EDITORA E LIVRARIA
CAIXA POSTAL 3242 / CEP 30.130-972
av. Antônio Abrahão Caram / n. 430 / sl. 301 / b. São José
CEP: 30275-000 / BH-MG / TEL. 31 3327-5771

Para Maya, minha estrela,
Benjamin, meu milagre, e
Dona Léo, de onde tudo começou

Por que você deveria ler esse livro?

Não se nasce mãe. Somos filhas. Nos tornamos mães, numa construção diária. Quando a maternidade chega, somos invadidas por um sentimento único: o amor incondicional. Na mesma proporção, somos lançadas em um carrossel de dúvidas, medos e angústias. **Nasce um bebê, não nasce uma Mãe** traz um emaranhado de situações, sentimentos, emoções e ressignificações pelas quais a mãe pode passar durante este processo de deixar de ser quem era para se tornar mãe.

Em cartas, pensamentos e poemas escritos por uma mãe em construção, o livro apresenta toda esta aventura linda e louca que é a maternidade de forma sincera e acolhedora. É possível ler sobre sentimentos ambíguos, contraditórios e conflitantes disparados pela maternidade: eu amo, mas quero um tempo para mim; não me sinto feliz o tempo todo; será que outra pessoa vai cuidar tão bem do meu bebê quanto eu?

Saber que sua vida não será a mesma de antes, que a mulher que existia terá que dar lugar à nova mulher/mãe e que esta construção será uma jornada te ajudará a lidar com o que vier pela frente. Que seu sono será afetado, as demandas serão outras e maiores, que novas preocupações surgirão e que tarefas nunca realizadas antes agora passarão a fazer parte da sua rotina, você já sabe. Mas a chegada de um filho irá escancarar portas que você preferiu manter fechadas. Vai te fazer se sentir vulnerável, vai te fazer repensar prioridades. Você vai questionar o seu lugar no mundo e o de outras pessoas.

A verdade é que a sociedade espera que a mãe já venha pronta, com o tal "instinto". E isso, minha amiga, só nos coloca mais culpa nos ombros. A maternidade "bate" para cada uma de um jeito, mas é inegável que mexe com suas bases. Ser mãe é uma construção e, neste caminho, estão uma infinidade de sentimentos: solidão, culpa, incompreensão, frustração, amor, completude, plenitude, alegria e tantos outros. A maternidade é feita de muitas camadas e nuances, e sentir todas elas faz parte do processo. No entanto, nem sempre essas camadas são trazidas à tona, e muitas mulheres se sentem mais sozinhas e culpadas em um momento tão importante e frágil.

Este livro traz a construção de uma mãe, pois trata a maternidade como um processo de aprendizagem, como tudo na vida, permitindo dúvidas, confusões, contradições, o que alivia a carga da mãe. Com um olhar curioso e atento para a maternidade (nem sempre!), o livro pretende te acalmar e garantir que tudo vai ficar bem, pois a sua maternidade é única e não há resposta certa. Este livro é a jornada da construção de uma mulher que se tornou mãe de um, depois de dois e, até hoje, se constrói. Afinal, quem está pronta para ser mãe?

Por que eu escrevi este livro?

Eu passei um puerpério sozinha, em uma cidade nova, longe da família e sem rede de apoio. Mergulhei no universo da maternidade sem nenhum equipamento de segurança e tive que lidar com todas as situações que me apareceram. Chorei inúmeras vezes no banho, me perguntando: como eu vou dar conta de tudo isso?

Me senti fragilizada muitas vezes. Fui me construindo mãe e, durante a minha jornada, que segue até hoje e seguirá enquanto eu for mãe, sentia falta de ter meus pares perto: outras mães. Para ressignificar a imensidão de sentimentos que me invadiu, comecei a escrever: minhas angústias, medos, inquietações e os abraços que eu gostaria de ter recebido, o colo que muitas vezes não aparecia.

As palavras surgiam e eu me esvaziava escrevendo. A maternidade era diferente do que eu via, lia e imaginava. Era uma construção, dia a dia, um dia de cada vez. Tinha dias que eu era luz, outros sombra. Tive que lidar com baby blues, bicos rachados, choro de bebê, cocôs explosivos, febre, solidão, sorrisos banguelos encantadores, medo, reflexões. Tudo era muito intenso e, algumas vezes, tenso.

Me esvaziando fui enchendo folhas em branco, ou melhor, telas em branco, muitas vezes escritas nos plantões noturnos de amamentação/vigília. Era eu, meu bebê e uma enormidade de sentimentos. Como jornalista, escrever me ajudava a colocar pra fora, a me curar, e outras mães foram se identificando. Eu poderia ajudar outras mulheres que estão se tornando mães. Eu poderia tornar a maternidade de outras mais leve e consciente. Eu poderia lançar luz no caminho de quem estava vindo depois de mim.

Nasceu Maya, nasceu Benjamin e eu fui renascendo. Construindo minha jornada materna, tomando minhas próprias decisões baseadas no meu mergulho em mim mesma e no universo da maternidade. *Nasce um bebê, não nasce uma*

Mãe – a construção de uma mãe nasceu para que você saiba que não é só com você. Que você não precisa ter todas as respostas porque disseram que a mãe sabe de tudo. Este livro é feito todo do meu sentir a maternidade. São cartas que eu gostaria de ter recebido antes de me tornar mãe para calmar meu coração e saber que eu poderia ter dúvidas, medos e angustias. Este livro me lembra que eu sigo construindo o meu maternar com desafios e gentilezas, me aliviando da culpa de ter que saber de tudo e encontrando a minha maternidade, que pode, inclusive, ser diferente da sua.

MEUS CONTATOS

◎ @eu.brunabarbosa
✉ eusoubrunabarbosa1@gmail.com
♪ @eu.brunabarbosa

Para você que comprou meu livro, tenho um bônus. Só me chamar no meu direct do Instagram, que vou te mandar um presente.

Se este livro chegou até você e trouxe algo bom,
mesmo que a leitura ainda não tenha sido completa,
deixe sua impressão na rede social da autora:

@eu.brunabarbosa

19	Carta à mãe recém-nascida
20	Queremos ter filhos, mas não queremos que nada mude
21	Se escute, mãe
22	Deixar ir
23	Amor é construção
24	Meu encontro com a sombra e meu renascimento
28	Esperar
29	A fé e a maternidade
30	O mar e a maternidade
30	Quando ela me julgou
31	Dias de tormenta
32	Tempo para ser feliz?
33	Minha criança interior
34	Volta ao trabalho e ao chamado Mundo Real
37	O papel do pai
40	Luz e sombra
41	A lagarta e a borboleta
42	Pai não ajuda
44	Sagrado Feminino
45	Bebê bonzinho
46	Muda tudo
47	Ponta-cabeça
48	Nossa Orquestra
48	Energia
49	Não quero ser Mulher Maravilha

50	Comunicação como apego
52	Caixa de Pandora
53	Empoderar-se
54	Mãe Para-raios
55	Ser família
55	Castelo de Areia
57	Gerando luz
57	AMAmentar
59	AMAmentar 2
61	Meu colo
61	A orquestra cresceu
62	Uma tragédia natalina
64	Urgência
64	Subir montanhas
65	Tá tudo bem?
66	Humana
67	Portal de vida
67	Cura e caos
68	A Bola
69	Identidade
70	Devaneios de uma main
70	Ida para a escola
72	Feliz Dia para quem dá o seu melhor todo dia
73	O Natal com filhos
75	Primeiro filho e segundo filho

76 Mãe de menina

77 Um número e um medo

78 Rock and Roll

79 Ao Pai que está tentando

80 O segundo filho

82 Dividir o colo

83 Mãe bombeiro

84 Ser quem eles são

85 O pingente de bonequinhos

86 Mãe tá sempre devendo

87 Pais também erram

88 Refletindo emoções

89 Urgente é ser gentil

90 O maior amor do mundo: o amor próprio

91 Vai passar

92 Quando quero fugir

93 Amigas?

94 Uma versão melhor de mim

95 Uma mãe possível

96 Ainda bem que são dois

97 Saber um pouco do muito

98 Eu sei que te disseram

99 O trabalho invisível

100 Uma chuva de memórias

101 O Primeiro Filho

102	Eles crescem
103	Me reconhecendo
104	Filhos, nossos heróis
105	O corpo de antes
106	Travessia
106	Para o segundo falta, mas sobra
107	Um cordão energético
108	Mãe é bicho perigoso
109	Princesa e o que mais ela quiser ser
110	O Cringe da Maternidade
111	Pausa
112	Beleza no caos
113	Se (re)Conhecer
114	Amolecedores de coração
115	O filho dos outros
116	Tem que ser possível
116	Quando eu não faço nada
118	Nasce um bebê, nasce uma culpa?
119	Também sou saudade de mim
119	Para minha filha
120	Luz e sombra
120	Previsibilidade
122	Dar à luz
122	Despedida da barriga
125	Poemas

nasce um bebê,

NÃO nasce uma mãe

Carta à mãe recém-nascida

Se eu pudesse te dar um abraço e dizer que tudo vai dar certo, eu daria. Eu diria a você que você vai dar conta e que, apesar de ser assustador e intenso, você, mesmo sem conseguir entender, vai tomar as melhores decisões.

Porque ninguém melhor que você para saber o que deve fazer na sua maternidade. Você vai se perguntar mil vezes se o que está fazendo está certo, se você não está exagerando ou faltando. Você vai duvidar de você em muitos momentos. Você vai chorar algumas vezes. Meu conselho é: chore mesmo. No chuveiro, na cama quente, ou num colo amigo.

Feche os ouvidos para julgamentos. Eles são como pequenas dinamites disfarçadas de bombom. Não abra. Feche os olhos para a bagunça da casa, literalmente. Você não precisa de uma casa linda e super organizada agora. Você precisa de descaso, de pausa e de comida de verdade. De banho quente e o máximo de sono que conseguir. Eu diria a você que quando se olha no espelho e vê uma mulher magra demais ou cheia demais, tudo vai entrar no eixo.

Você está nascendo junto com esse bebê. Você não existia antes dele. Então, gentileza. Você, assim como esse bebê frágil que segura nos braços cansados, é frágil também. Você e ele têm a mesma idade, porque quando nasce um bebê, uma vida acaba e outra começa. Então você não tem que saber fazer tudo, não tem que acertar o tempo todo. Feche os olhos e respire quando a falta de ar apertar.

Estarei aqui te guiando com minha voz do futuro. E não é de um futuro tão distante. Feche os olhos e se ouça. Eu sou a sua intuição que sopra baixinho, mas que também grita alto. Me ouça. Estou aqui te esperando desse lado. Quando você me encontrar, vai saber. E, daqui, só consigo ver coisas boas no seu caminho.

Sinta meu abraço apertado hoje. Saiba que estou sempre aqui, zelando por você. As coisas não vão ficar mais fáceis, não vou negar. Mas você vai ficar mais forte, mais segura. E ria. Ria de você, do bebê, do cocô explosivo ou da golfada na blusa que acabou de trocar. Deixe a vida mais leve. Você nunca estará sozinha.

Prazer, sou mãe, eu sou você no futuro.

Queremos ter filhos, mas não queremos que nada mude

Queremos ter filhos, mas não queremos que nada mude. Queremos que o corpo da mãe volte ao que era antes da gravidez o mais rápido possível. Existem cirurgias e programas milagrosos pra isso. Queremos que a vida sexual volte "ao normal" em 40 dias. Queremos ter uma vida social ativa, como antes. Queremos manter a academia 3x na semana; fazer a unha toda semana; jogar futebol com os amigos no fim de semana.

Queremos acompanhar a série famosa e ir ao cinema. Queremos deitar, dormir e acordar no dia seguinte como se o novo membro não estivesse ali, se desenvolvendo tão rapidamente que precisasse do nosso cuidado e carinho. E, para ter essa vida de "antes", queremos que o novo ser humano durma em qualquer lugar, que fique confortável no colo de todo mundo, que não chore e não dê trabalho. Que se adapte à nossa rotina que já existia. Sem ele. Queremos porque nos dizem isso. Porque sempre foi assim. Mas isso não faz o menor sentido.

Não queremos sair da nossa zona de conforto. Porém, ter filhos é sair totalmente da zona de conforto. É se lançar ao novo, ao desconhecido, ao extremo. Talvez não exista experiência tão desafiadora quanto ter filhos. Você terá que abrir mão de muitos momentos que eram só seus. Muitos, não todos. Fazer concessões, adaptações e improvisos. Ter filhos com a ideia de que a vida vai voltar ao que era não vai funcionar. Tudo vai mudar. E por que não usar essa nova vida para descobrir novos prazeres, viver novas experiências e nos olhar de uma forma mais gentil e bem-humorada? Você pode se gostar com uma barriguinha; você não precisa ter o corpo dos 18 anos. Você pode rir da raiz crescida do cabelo.

Pode ser bacana dormir e acordar mais cedo para passear na feira. Pode ser revelador dar valor a um simples banho quente. Você pode ter uma nova percepção de mundo ao curtir uma festa e não ficar sentado, mas brincar com seu filho. Ter filhos nos dá a possibilidade de olhar a vida de outra maneira, com mais alegria e gratidão. A vida mudou, que tal desbravar essa nova vida sem ficar olhando pra trás? Ter filhos nos dá uma oportunidade de ter uma nova vida.

Vamos aproveitar?

Se escute, mãe

Se eu puder te dar um conselho de mãe pra mãe é: se escute. Ouça o que aquela voz interior te diz. Ela pode ser sua maior aliada. Ela pode te dar paz. Ela pode até prever situações.

Essa voz tem nome: é a intuição, uma forma de conhecimento que está dentro de todos nós. Etimologicamente, a palavra intuição vem do latim *intueri*, que significa considerar, ver interiormente ou contemplar. Desde que me tornei mãe, tenho exercitado muito essa contemplação, esse considerar o que meu interior diz. E, posso dizer, me ajuda bastante. Às vezes, me surpreende. Há um senso comum que nos faz desacreditar, que nos faz duvidar, que coloca a intuição como um conhecimento de risco. Se você está vulnerável, com a autoestima baixa ou tem alguém do seu lado que te desencoraja a se ouvir, talvez você tenha dificuldade em acreditar em tudo o que venha de seu interior.

Minha sugestão é, mesmo sensível e frágil, se ouça. Grandes cientistas, entre eles o físico Albert Einstein, considerado o maior intuitivo da história, enfatizaram o valor do potencial intuitivo. O psiquiatra Carl Jung dizia que cada um de nós tem a sabedoria e o conhecimento que necessita em seu próprio interior. Então, querida amiga mãe, te proponho: se escute, não deixe que abafem seu interior. A mãe tem uma ligação biológica com seus filhos. Há uma conexão íntima, transcendental. Você foi o portal para seu filho chegar a este mundo. Isso é poderoso. Portanto, se aquela "vozinha" lá dentro te diz: não, não faça isso, faça aquilo, vai ser melhor, confie. Passei por inúmeras situações em que, mesmo sem saber o que estava acontecendo, eu ouvia uma voz dizendo: vai por este caminho que vai dar certo. E dava. Tente, é poderoso.

Deixar ir

Se eu pudesse definir o que é a maternidade, eu diria que é deixar ir. É se deixar ir, sem mesmo saber pra onde se está indo. É deixar ir o que você era, o que você sonhava ser e o que você jamais será pra ser o que você é hoje e será pelo resto da sua vida: mãe. Você poderia ser tantas coisas, ir para tantos caminhos, mas você escolheu este. Ou, mesmo sem escolher, você seguirá por ele.

Você pode mudar de trabalho, se formar em outra profissão, mudar seu estado civil, mudar de país, de time de futebol, de número do manequim, de cor de cabelo ou mudar seu voto, mas o *status* de mãe estará sempre lá, imutável no seu currículo da vida. Ele é seu estado permanente. Você pode deixar tudo, menos deixar de ser mãe. Você pode jogar palavras ao céu e desejos ao vento. Você pode tudo, mas você não pode deixar de ser mãe. Ser mãe é sua casa, seu aconchego, seu lar.

Deixe todo peso ir e fique com o que importa. Deixe ir a frustração, a mágoa, os projetos começados e não terminados. Uma das coisas boas da maternidade é definir prioridades. Então, deixe ir. Fique com o que a vida te deu de mais valioso: você é o lar de outro ser.

Amor é construção

Hoje posso dizer que te amo. Que me desculpem os românticos, mas não acredito em amor à primeira vista. Nem para os amores românticos, nem para nenhum tipo de amor. Como amar alguém que você não conhece? Quando você chegou, tudo era novo, meu coração acelerava a cada choro ou esboço de sorriso, a cada expressão do seu rosto, a cada pequeno movimento. Tudo era motivo para palpitação, frio na barriga, suor, brilho nos olhos. Os hormônios estavam descontrolados. Eu andava à flor da pele. Tivemos também nossos momentos nada agradáveis, houve medo de não ser boa o suficiente, de não corresponder às suas expectativas e às da sociedade.

Houve raiva, angústia, descontrole, choro, perda de apetite e insônia, algumas provocadas por você e outras por mim mesma. Havia expectativa de correspondência, tanto minha quanto sua. Típicos sintomas de uma paixão.

Com o passar do tempo a cumplicidade foi crescendo, a comunicação entre nós se acertando, o respeito se estabelecendo, a admiração aumentando e a vontade de ficar perto se firmou. O que era confuso, desesperado, desajeitado, se acalmou. Nosso bem querer se solidificou e o sentimento assumiu novo patamar. Chegamos ao amor. Hoje posso dizer que te amo. Mas só posso dizer que te amo porque tivemos um percurso até aqui.

Não há amor de um dia pro outro. Não há amor sem construção. Digo que te amo porque nos namoramos para nos conhecer. Porque temos escolhido querer que dê certo todo dia, inclusive nos dias que não são tão bons. Afinal, amar é isso, escolher estar junto todos os dias. Sob qualquer circunstância. Eu escolho você todos os dias. Por isso te amo, filha.

Meu encontro com a sombra e meu renascimento

Assim que eu engravidei, algumas amigas me indicaram como leitura de cabeceira o livro "A maternidade e o encontro com a própria sombra", da psicoterapeuta Laura Gutman, que trata sobre os sentimentos conflitantes no puerpério, este período pós-parto que a mulher vive. Comecei a ler, mas não tive muito tempo depois que a Maya nasceu – alguém aí conseguiu terminar de ler um livro no primeiro ano de um bebê?

Bom, não terminei, mas garanto que tenho tido meu encontro com minha sombra desde o nascimento da minha filha. Ser mãe cansa e dói. Fisicamente e mentalmente. Nos primeiros dias é tanta informação e tantas demandas que não dá tempo de pensar. Dependendo do seu parto, a situação pode ser ainda mais dolorida. Eu tive uma cesárea (apesar de querer muito o parto normal, não tive dilatação) muito tranquila, então minha recuperação foi muito rápida. Você precisa se recuperar de uma cirurgia ou lidar com pontos, precisa aprender a amamentar, dar conta de um novo ser que chegou à sua vida e que você está aprendendo a conhecer e a construir vínculos de amor, lidar com toda sorte de pitacos à sua volta e manter a calma. Digo manter a calma porque, além disso tudo, é preciso lidar com uma certa melancolia pós-parto que, geralmente, está ligada a mudanças hormonais e começar a lidar com uma nova parceria que vai te acompanhar para o resto da vida: a culpa. Será que estou fazendo isso certo? Será que eu não tô errando aqui, por que esse bebê chora tanto?

Neste momento é preciso estar atenta ao "baby blues", essa melancolia/tristeza, muito comum nas mulheres, mas que ainda é um tabu para a sociedade. Essa tristeza precisa ser identificada e essa mãe precisa ser ajudada. Algumas passam ainda pela depressão pós-parto, situação muito mais séria e que precisa ser identificada logo. Por aqui rolou um "baby blues" sim. O pediatra da Maya identificou em mim um chororô, mudanças de humor, uma dificuldade em me concentrar e me indicou um remedinho que ajudou muito. Não, querida, você não está sozinha nesse sentimento dúbio de amor e medo, esse anticlímax e a incerteza sobre o que vem por aí.

Será que vou conseguir lidar com tudo isso? Manter esse bebê vivo, alimentado, limpo e feliz? Vai, por mais que em alguns momentos você não acredite, você vai. Peça ajuda. Converse com as amigas, não acredite na maternidade estilo margarina – estou vivendo a maior felicidade da minha vida – e que não está acontecendo nada além disso. Sim, você pode estar vivendo a maior felicidade da sua vida, mas também está vivendo outros tantos sentimentos.

Seus dias vão ser preenchidos por trocas de fraldas, horas e horas de amamentação, incontáveis vezes em que você terá que fazer seu bebê dormir, dar banho, cuidar da casa, de você e sorrir. Imagine que você conseguiu um emprego, mas a carga horária dele é 24 horas. É justamente isso o que a maternidade te traz. Um emprego de 24 horas. O bebê chora e você, que está aprendendo a lidar com um ser que não fala, precisa tentar identificar o que está acontecendo de errado com ele e atendê-lo. O choro contínuo de um bebê pode ser enlouquecedor. Sobretudo no início. Os laços estão sendo construídos e aquele bebê te solicita o tempo todo. Você tem sono, está cansada, tem fome (amamentar pode dar uma fome de leão!) e precisa estar atenta. É um estado de alerta. É fundamental ter uma rede de apoio. Marido/companheiro, mãe/sogra, amigas ou mesmo conhecidas que estejam passando pela mesma fase. É importante que alguém garanta as refeições dessa mãe neste período para que ela tenha saúde e energia para dar conta de tudo o que virá.

A você, mãe, meu conselho de sanidade mental: é preciso saber a hora de sair de cena, de pedir 10 minutos ou um banho quente e demorado (mesmo que esse demorado seja de 10 minutos). Eles farão a diferença. Você voltará com outro humor para olhar aquele bebê e sentir saudade. Sim, você vai alternar o sentimento entre "não quero mais ver ele", mas "não consigo ficar sem ele" incontáveis vezes. Você vai implorar para que ele durma e te dê alguns momentos de descanso, mas vai sentir falta do calor daquele corpinho se ele dormir por muito tempo. Você vai querer voltar para o trabalho correndo, para sair daquela rotina que, muitas vezes, se torna maçante. Mas também não vai querer abrir mão de estar com seu bebê.

Para uma mãe nascer, uma mulher morre. Aquela mulher que antes era dona da sua vida, fazia o que queria, quando queria, não mais existirá. Neste lugar, tem uma mãe sendo construída. Alguém que está tentando entender seu novo papel no mundo. E, neste momento, aquele bebê é seu mundo. Tenha gentileza com você. Você não é um monstro por, às vezes, não querer estar ali. Você não é um monstro por, às vezes, desejar um tempo só para si. Você não é um monstro por querer ser um indivíduo e não só a mãe.

Você não está errada em querer um banho completo (que é como eu chamo o combo banho/lavar a cabeça e raspar a perna). Você não está errada em não querer viver num estado de alerta constante. Você vai ouvir o choro do bebê no banho, mesmo sem ele estar chorando. Quem nunca? Você vai querer gritar de cansaço – físico e mental. Mas os dias vão passando e você começa a entender aquele pacotinho que te entregaram e estabelece um vínculo com ele. Um vínculo tão forte que nenhuma outra relação que você tiver na vida se assemelhará.

Você passa a não ter medo de ele chorar, acordar e você não saber o que fazer. Você passa a ganhar um olhar diferente, um sorrisinho banguela que vai encher seu coração de um amor profundo e definitivo. Vocês não mais vão existir sozinhos. Você passa a ter prazer na presença dele. Vocês vão criar uma ligação simbiótica e visceral. É como se mais nada no mundo importasse. Vocês ficam fechados naquele bunker (tipo de abrigo antibomba) por quatro ou seis meses, se conhecendo, se entendendo e se namorando. Seu coração se expande e você multiplica a capacidade de amar. Amar outro ser mais que qualquer coisa. Muitas vezes mais que você mesma. Um amor que chega a doer. Porém, é salutar que você saia. Vá ao mercado, mesmo que por 30 minutos. Veja pessoas, saia da sua redoma. Peça para o marido/namorado, mãe, sogra, madrinha, irmão, enfim, movimenta esse pessoal e vá ser você por algum tempo para não enlouquecer. Não precisa de muito, vá fazer a unha para espairecer. Lembro que eu adorava os dias de consulta no pediatra. Chegava a passar maquiagem para sair. Era meu momento saidinha e fazia um bem que só.

Seu corpo vai doer. Os braços solicitados pelo bebê que precisa do seu calor e do seu aconchego doem – cangurus e sling podem ajudar muito, acredite! Sua cabeça pode doer, seus peitos podem doer. E, quando te disserem: "calma, vai passar", apesar de querer matar essa pessoa, acredite nela, porque VAI PASSAR! Estou aqui pra te dizer o mesmo. Seus braços vão se acostumar com o peso, sua cabeça vai se acostumar às preocupações e seus peitos vão se acostumar à demanda. Além do mais, nós adquirimos uma incrível capacidade de perder a memória. É um super poder!

Para seu bebê brilhar, essa mulher/mãe vai ficar na sombra por um tempo. Mas, em pouco tempo, será possível que os dois sejam luz. Lembre-se de que para renascer é preciso morrer. Aquela mulher que antes existia vai desmoronar, mas não será sua destruição. Será seu renascimento.

Esperar

É preciso saber esperar. O café esfriar, os ânimos se assentarem, a crise passar e o bebê querer nascer. Não gostamos de esperar. Porque esperar implica não ter o controle. Ficamos perdidos e amedrontados com a falta de controle. É como se o controle nos desse um falso poder. Quando nos damos conta de que não temos o controle, viver fica mais fácil. Um sentimento de liberdade se instala na nossa vida.

Estar com nove meses de gestação pode gerar ansiedade. Às vezes mais nos outros do que nas próprias grávidas. É um tal de "quando nasce? É pra quando? Esse criança não vai nascer não? Sua barriga já está enorme!"

As pessoas agem como se fosse possível determinar até o nascimento de um bebê. Quando ele está pronto? Quando ele se sente pronto para vir ao mundo? Isso ninguém poderá saber. Nem mesmo nós, mães. Vivemos numa sociedade que quer determinar tudo, desde o nascimento do ser humano. Tudo para ter controle e ficar mais cômodo. Por isso tantas cesárias são agendadas. Assim, ninguém fica "'refém" de um recém-nascido. Ah, se respeitássemos o momento em que um ser humano estivesse pronto para vir ao mundo, talvez vivêssemos melhor.

Se apenas saber que o controle não é nosso não te convence, saiba que quando um bebê nasce no seu tempo as chances de ele ter qualquer complicação são menores. De ele ter cólica ou refluxo também. De a amamentação fluir também. Todos estes benefícios estão apenas na decisão de esperar a hora do bebê. Então, quando vir uma grávida, o melhor desejo seria: "que o bebê venha com saúde na hora dele!".

Deixe a vida fluir, deixe a grávida tranquila, deixe o bebê escolher ao menos a hora de vir ao mundo. Que sejamos capazes de não gerar ansiedade no mundo. Que sejamos capazes de respeitar ao outro. Mesmo que este outro seja um recém-nascido. Que tenhamos a grandeza de esperar.

A fé e a maternidade

Eu queria falar sobre fé. Porque, amiga mãe, uma hora ou outra, você vai recorrer a ela na sua jornada. Seja na febre repentina, na queda e batida da cabeça, no diagnóstico recebido ou naquele que não vem, nas intermináveis noites em claro, na recusa da comida, na irritação, enfim... são tantos os momentos que nos colocam à prova que você vai precisar se segurar em algo. E, se eu puder te dar um conselho, minha amiga, tenha fé.

Fé num Deus a quem recorrer, a quem clamar quando você não vê saída, a quem pedir ajuda, socorro e entendimento. A quem pedir força pra exercitar a paciência e saber que tudo vai passar. Tenha fé. Seja ela no que for: Deus, Buda, Alá, Deuses ou Santos ou Anjo da Guarda ou na meditação. Erga sua cabeça, chame a força superior que você acredita e peça força. Ser mãe pode ser pesado demais, às vezes. Minha sugestão então é: exercite sua fé. Converse com seu Deus, em casa mesmo, no aconchego da sua cama, no banho, no carro. Não há lugar ou hora e ninguém vai conhecer melhor o seu íntimo que a espiritualidade.

Se conecte com você mesma pra agir em paz e segurança. Não queira vencer tudo sozinha. Às vezes, não é possível. Não solte da mão da espiritualidade. Com tantas demandas, por vezes, nos afastamos. Procure ela de volta: é ela que, nos momentos mais difíceis, vai te dar a mão, enxugar suas lágrimas, soprar fé nos seus ouvidos e te reerguer. Creia, ore. Não deixei de segurar a mão de uma força superior. Ela pode ser seu escudo pra enfrentar os desafios e as surpresas na sua jornada. Para ser uma boa mãe é preciso ter seus aliados. Mesmo que estejam apenas no plano espiritual.

O mar e a maternidade

O mar e a maternidade se assemelham muito. Às vezes calmo, outras revolto, o mar nunca deixa e ir e vir como nós, mães. Nosso movimento é contínuo. Somos um corpo de água, cercado por terra em parte ou em totalidade, assim como o mar. Podemos ser ilha ou nos conectar, nos tornando rede e nos fortalecer. Mas há dias de recolhimento, como as águas. O mar modera o clima da Terra e nós, mães, moderamos o clima da nossa casa. Sim, o clima da nossa casa pode ser de águas calmas, ideal para navegar, ou de mar agitado dependendo do nosso humor. E isso, minha cara, é mais claro que a água mais cristalina.

Em áreas rasas, próximas à terra, as águas do mar são ricas em nutrientes e abundantes em vida. Não conheço nada mais abundante que gerar uma vida. Que nutrir, cuidar e se doar. Somos vida como o mar. Temos nosso próprio ecossistema.

E, quem nunca ouviu: o mar é bom, mas pode ser perigoso. A eterna dualidade que também habita em nós mães. Temos o sentimento de que é bom, que nada poderia ser melhor, de que somos completas e felizes com nossos filhos. Mas, bate uma onda e, às vezes, sentimos a maternidade pesada, solitária, sufocante.

Somos como o mar: vivemos num eterno ir e vir, na cadência de uma onda. O que não podemos negar, apesar de todas as intempéries do mar e da maternidade, é a beleza de pisar nessas águas.

Quando ela me julgou

Ela me julgou. Seu olhar e o balançar da cabeça dizendo não, nunca vão sair da minha memória. A mãe julgada não esquece. Dói. Não precisa sequer de uma palavra. Apenas um olhar diz que estamos sendo reprovadas. Pode ser por decisões pequenas como colocar muita roupa ou pouca roupa no bebê. Fazer dormir onde está ou deixar acordado. Colocar desenho para comer ou correr atrás da criança para alimentar. Ou por decisões mais importantes. Umas por não amamentar. Outras, justamente, por ainda amamentar. Umas por colocarem os filhos na escola, outras por deixarem em casa. Umas por voltarem ao trabalho, outras por optarem por ficar em casa. Poderia citar mais mil situações em que seríamos julgadas. Mas o que mais dói é uma mãe julgando a outra. Sim, nós mesmas que sentimos na pele todas as dificuldades e nos perguntamos se estamos fazendo a coisa certa diariamente. Nós que deveríamos nos apoiar, nos entender, sermos rede. Quando o julgamento vem de outras pessoas, homens, avós, dá até pra digerir, mas quando é de uma colega, que está compartilhando a jornada, dói. E nós, mães, acabamos fazendo isso mesmo sem perceber.

Podemos conversar, trocar, colocar nossa opinião, mas a decisão é sempre de cada uma. Não sabemos o que se passa com aquela mãe e aquela família. Cada maternidade é única. Cada mãe é um universo. Que tal respeitar a decisão da outra mãe? De sacar a mamadeira ou o peito? Para que, quando nossos olhos se encontrarem de novo, uma não precise baixar o olhar. Para que, quando nossos olhos se encontrarem de novo, haja compreensão. Nossos olhos deveriam estar em sintonia, acolher, ser cúmplices. E não reprovar. Topa tentar?

Dias de tormenta

Vai ter dia em que vai se formar um furacão dentro de você. Raiva, tristeza, descontrole, medo, angústia vão se organizar dentro do seu peito como soldados para juntos detonar uma bomba. Você vai ficar agitada, falar rápido, fazer muitos gestos, bufar e virar os olhos. Às vezes, por algum motivo específico. Ou pode ser uma onda que veio se formando e vai quebrar. Nada parece dar certo. NADA.

O café tem gosto ruim, o colega de trabalho é um chato, o marido parece folgado, o bebê só pode estar te testando, a vida não tá como você imaginava. Junte aí outros elementos e deixe pronta a bomba. Mas sabe como essa bomba vai explodir? Num bebê irritado, choroso, que quer o colo da mãe o tempo todo e o ciclo não é nada promissor. Nestes dias pare, pense no porquê disso tudo. Saia de cena. Chore se for preciso. Grite se aliviar. Tome um banho. Entregue a cria a alguém mais calmo por algum tempo.

Mas quebre esse ciclo. Não insista. Uso o mantra: Mamãe feliz, bebê feliz. Mas o contrário também se aplica. Então, se formar furacão aí dentro, chame a meteorologia, corrija rotas e não deixe que ele te atinja. Seja gentil. Você vai agradecer. Sua família também.

Tempo para ser feliz?

Não espere seu filho crescer para ser feliz. Quando é bebê, pensamos: quando a cólica passar vai melhorar. Quando começar a comer vai mamar menos e dormir melhor. Quando começar a engatinhar vai ficar mais independente. Quando começar a andar meus braços não vão doer tanto. Quando esse dente acabar de romper vou ter paz. Quando a febre ceder, conseguirei dormir.

Quando ele dormir a noite toda vou conseguir descansar mais e aproveitar mais a vida. Quando desmamar vou ter mais independência. Filho é como videogame: as fases vão passando e os desafios aumentando. Se esperarmos passar para a próxima fase para que as coisas "melhorem" podemos nos frustrar.

Amamos nossos filhos, mas vivemos no futuro. "Quando isso, quando aquilo". A felicidade está na capacidade de conseguirmos resolver problemas e não nos torturarmos por isso. Imagine um dia com filhos sem sequer um contratempo. Um dia comem bem, mas não dormem o suficiente. No outro estão agitados, mas amorosos.

A equação crescimento x fim dos problemas é utopia. Com o crescimento os problemas vão se tornando cada vez mais desafiadores. Que saibamos ter serenidade para aproveitar todos os dias da nossa maternidade. Um dia mais cansadas, irritadas, outros dias mais tranquilas, sorridentes e realizadas. Mas nunca esperando o amanhã para ser feliz. Há sempre pelo menos um sorriso pra alegrar seu dia. Um cheiro que pode te acalmar. Um olhar que vai te confortar. Uma nova habilidade para se orgulhar. Uma história pra contar.

Quando piscarmos os olhos, as fraldas se foram, mas os sorrisos banguelas também e, muitas vezes, eles nem em casa estarão mais. Vai esperar?

Minha criança interior

As crianças da sua vida resgatam a sua criança. Entende? Sabe quando você havia esquecido de rir do barulho de um animal? Ou de jogar água com a boca parecendo um chafariz? Ou de assoprar a barriga até morrer de rir dos barulhos e das cócegas? Quando os filhos chegam à nossa vida é como se revisitássemos nossa infância. Sensações, tempos e experiências. Eles nos dão mais uma chance de ser feliz genuinamente. De rir o sorriso mais puro. De se contentar com pouco. E fazer desse pouco muito. De ser grato pelo sol e pela chuva. De sentir o vento nos cabelos, fechar os olhos e se sentir vivo.

Nossas crianças nos reconectam com a criança que já fomos. Só eles podem fazer isso pela gente. Só eles são capazes de nos lembrar da simplicidade. Do que realmente importa.

Se permita brincar com as crianças da sua vida. Filhos, sobrinhos, netos. Tenha crianças perto de você, brinque com elas. Não há oportunidade melhor para ser feliz.

Volta ao trabalho e ao chamado Mundo Real

Com quatro ou seis meses vai chegar a hora de deixar o casulo. Claro que você saía com seu bebê durante esse tempo. Mas é diferente. Você saía e voltava para o seu ninho. Agora não. As conversas, que antes se restringiam às cores do cocô, se ele tomou todo o leite, quanto tempo dormiu, se a assadura melhorou, passará a ter outros temas.

Durante esse período de licença maternidade é isso o que acontece: você tira uma licença do mundo real. Seu universo passa a ser aquele outro ser humano. É como se o mundo lá fora não existisse. Claro que você ouve as coisas, mas parece que você está embaixo d'água e as coisas são ditas lá longe e você não absorve nada. As palavras ficam soltas na sua cabeça, pois você tem que dar conta de manter um outro ser humano vivo – alimentado, limpo, descansado e com todas as outras necessidades inerentes a este papel.

Você vai chegar ao trabalho no primeiro dia e você não estará lá. Aliás, você não estará lá integralmente por um bom tempo. Você será mais ausência do que presença. Vai parecer que você estava morando em outro planeta – o planeta chamado maternidade e, de repente, você é jogada no mundo real, corporativo, e sua vida deve ser retomada. Retomada? Não, companheira. Você nunca mais será a mesma. Os peitos cheios te lembram que em casa ou na escola alguém pode estar com fome. E imaginar seu bebê com fome te fará chorar. Você vai se perguntar se a opção que fez – deixar o bebê com alguém da família, na creche/escolinha ou com a babá foi a melhor escolha. Será que ele vai se acostumar? Vai dormir, vai comer? Vai sobreviver sem você? Parece improvável que isso aconteça, pois você esteve ali, disponível para aquele ser 24 horas por dia e agora você não estará por seis ou oito horas. A culpa, companheira desde o nosso primeiro dia, vai gritar nesse momento.

As conversas não farão sentido, você vai se pegar pensando no bebê quase o tempo todo. E vai chorar. Vai chorar por não saber se encaixar de novo naquele ambiente que antes era tão natural para você. Vai chorar por perceber que a vida das pessoas seguiu e a sua ficou suspensa por todos esses meses. Alguém foi promovido, alguém morreu, tem outras pessoas naquele local e você não participou de nada disso. Você provavelmente vai chorar quando perguntarem do bebê. Vai chorar por se sentir culpada por estar ali e não com o bebê, independentemente de estar segura com a volta ao trabalho.

Todas as suas decisões serão questionadas. Vale a pena tudo isso? Vale a pena deixar meu bebê com estranhos? O que eu estou fazendo aqui? Eu deveria estar lá com ele. Sim, minha querida. Neste momento aceite os abraços dos colegas. Chore quando perguntarem do seu pequeno. Chore no banheiro do trabalho. Ligue pra quem está com ele, peça fotos. Nos primeiros dias vai parecer que você está com algum problema para respirar. O peito dói. O coração dói. O sono acumulado, depois de tantos meses, vai bater impiedoso. As pessoas falam com você e você não consegue prestar atenção no que elas dizem. Você está ali, mas não está. Você adquiriu o poder da onipresença. Você está em todos os lugares que dizem respeito ao seu filho: em casa, na casa da avó, na escola. Por isso a sua presença ali não é integral. Tenha paciência com você. Vai levar um tempo pra tudo isso fazer sentido. Pra você ser você sem ele. Não se cobre.

Mesmo que você tenha desejado a volta ao trabalho secretamente, pois estava exausta da rotina de cuidar de um bebê e repetir as mesmas coisas dia após dia, você vai fraquejar. Seja gentil com você. Com o passar dos dias, você vai se sentir mais tranquila ao ver seu bebê bem quando volta pra casa. Quando ele estende os bracinhos pra você e te abraça será o melhor abraço do mundo – um abraço da presença mesmo na ausência, um estar permanente de quem foi e nunca o deixou, mas pra onde voltar é o melhor lugar do mundo.

Os dias vão ficando menos agitados pra você. Uma nova rotina vai se estabelecendo e você vai se percebendo outra pessoa que não a mãe do bebê. Você também é a profissional. E ser a mãe de um bebê pode te dar mais empatia e sensibilidade para lidar com as situações que vão aparecer. Espero que no seu caminho você encontre pessoas que te acolham e sejam empáticas. Mas, lembre-se, ninguém vai te entender totalmente. Essas mudanças aconteceram só com você. Queria que o mundo estivesse preparado para te receber de volta. Pra entender como todos os sentimentos ficam confusos e potencializados. Como a incerteza pesa. Calma, respira. Mas terão outras mães lá. Essas podem te dar força, te abraçar e dizer que vai ficar tudo bem. Apesar de, num primeiro momento, isso não fazer sentido nenhum. Esse aperto passa? Passa e eu queria te abraçar.

Os dias vão ficando menos confusos. Outra pessoa, ou pessoas, já conseguem fazer o bebê dormir, alimentá-lo, e ele vai criando novos laços. Aqueles dias que pareciam meio cinzas e cheio de nuvens vão se abrindo e o sol vai aparecer. Você vai chorar no banheiro, mas será de alívio. Você vai repensar tudo, inclusive a profissão, o trabalho. Talvez a maternidade tenha te aberto novos horizontes ou você se pegue mais empolgada com o trabalho do que antes. Mas o que eu quero dizer é: querida, vai dar tudo certo. Deu comigo e com outras tantas. Por um tempo, você ainda vai mandar mensagem perguntando se o bebê comeu, dormiu, brincou, se a febre passou e se está bem. Talvez esse tempo leve a vida toda. Afinal, você não é a mesma e nunca será. Você tem dois corações, às vezes próximos fisicamente, às vezes não, mas ligados e pulsando juntos durante toda a sua jornada. Este trabalho, sim, é pra sempre.

O papel do pai

Fui a um neurologista fazer um exame (juro que estou bem da cabeça) e, por coincidência, ele é pai de um bebê com quase a mesma idade da Maya. Estávamos conversando sobre as alegrias e dificuldades no caminho dos novos pais quando caímos na velha pergunta: ela dorme bem? Eu respondi que ela anda numa fase difícil e tem acordado muitas vezes e que andamos bem cansados em casa, eu e o papai. Ele contou que na casa dele andava acontecendo a mesma coisa e que a mãe também andava cansada. Notei que ele citou apenas a mãe e perguntei se ele fazia cirurgias, algo que poderia explicar o porquê de ele ser preservado das noites mal dormidas, ao que ele me respondeu que não, que apenas não aguentava mesmo, então isso ficava pra mãe.

Vesti aquela minha cara de quem comeu e não gostou e, tratando-o como pai e não mais como médico, falei: "você como neurologista sabe bem o que a privação do sono pode fazer com uma pessoa; se você está cansado, imagina sua esposa que não tem ajuda no período da noite com a filha de vocês". A consulta acabou ali e fui embora.

Gostaria de escrever uma carta para este pai e todos os outros que acham que a sua função é brincar com o bebê ou "ajudar" um pouco nas tarefas que envolvem o novo integrante da família. Caro pai de bebê, ele é tão seu filho quanto da mamãe. Se isso não ficou claro logo no início, porque a relação com a mãe é uma coisa mais simbiótica, é preciso não perder tempo. Se não for fazer pela sua companheira, que está ao seu lado tentando se encontrar nesse novo papel que assumiu com todas as forças e dúvidas, nem pelo bebê, ao qual você ainda está conhecendo e aprendendo a amar, faça por você.

O papel do pai brincalhão que pega o bebê para fazer gracinha já não cabe mais. Vivemos dias de uma paternidade ativa, uma relação de divisão de tarefas com a mãe. Se para dois a rotina é intensa e cansativa, imagina quando as tarefas ficam na conta apenas da mãe?

Faça isso por você. Faça isso para criar memórias afetivas com seu bebê e daqui 20 anos não se arrepender por não ter tido um papel ativo na vida daquele adulto que vai dividir os almoços de domingo com você. E isso, caro papai, é criado ali, logo nos primeiros anos de vida, na fralda trocada, no banho e no remédio dado. Os bebês criam vínculo com quem realiza quatro atividades com eles: troca fraldas, dá banho, alimenta (não precisa ser só amamentar) e faz dormir. Justo, não? Mas, no caminho de um bebê, há bem mais que isso.

É preciso saber sobre as vacinas, qual a data correta e qual delas pode causar reação. É preciso saber quais alimentos oferecer e como ofertá-los para cada idade. É preciso ler e pesquisar sobre saltos de crescimento e picos de desenvolvimento para que se entenda o que se passa em cada fase e se mantenha a tranquilidade para passar por cada uma delas. Escolha a roupa da escola, arrume a mochila e a lancheira. Veja se tem fraldas e lenços suficientes. Cozinhe para seu filho, essa também não é uma tarefa exclusiva das mulheres e pode ser muito divertida, acredite!

Informe-se sobre como aliviar os incômodos do nascimento dos dentes, se preocupe com a faixa etária dos brinquedos e procure estimular seu bebê. Marque o pediatra. Tenha o número do médico do seu filho no seu celular para o caso de uma emergência. Sabe a sua companheira? Ela tem feito isso sozinha, imagine que loucura isso?

Essa mulher que você olha e anda meio descabelada, que você não reconhece e se pergunta onde foi parar aquela namorada linda e bem cuidada?! Já se perguntou por que ela anda desse jeito? Porque ela está se esforçando para manter vivo um ser humano e esse, caro papai, é o trabalho mais cansativo que uma pessoa pode realizar. São 24 horas de dedicação ao novo membro da família. Você, que provavelmente passou apenas alguns dias em casa após o nascimento do bebê, já se perguntou como é a rotina da mamãe? São muitas trocas de fraldas, banhos, muitas vezes em que é preciso dar de mamar, intermináveis horas para fazer dormir. Além de tudo isso, a casa continua com todas as demandas de uma casa: roupa para lavar, refeições para providenciar, louça para lavar, lixo para tirar e tudo mais. Isso, aliás, também não deveria ficar na conta da mulher, e sim de todos que vivem na casa, não é justo? E, se surgir a velha desculpa no caso das "mães que não trabalham fora", deixa eu te contar uma coisa: já ficou um dia todo com o bebê sozinho em casa? Pois você deveria para saber como é cansativa a rotina dessa mãe "que não trabalha fora". Para mim, essa mulher deveria receber um salário bem alto, pois tem dias que chega a ser extenuante. Minha admiração a todas vocês.

Depois da chegada de um bebê em casa, sua vida vai mudar e sua rotina também. Não adianta achar que tudo vai ser como antes. A cerveja com os amigos depois do trabalho ou o futebol pode ter que dar uma pausa, não? Afinal, a mamãe que passou o dia todo com o bebê precisa tomar banho e se alimentar, descansar e, se você não estiver ali, como ela fará isso? Pense que isso é temporário, logo o bebê cresce e vocês poderão sair juntos para jogar bola e se divertir. Mas essa parceria e cumplicidade neste começo são fundamentais. E saber que sua vida vai mudar e curtir cada momento dela é muito mais fácil do que reclamar que perdeu o futebol com os amigos. Não se prive desses momentos com seu bebê. Eles vão passar muito rápido. Não perca os sorrisos dele, os primeiros passos, a primeira palavra. Tem um caminho que é só de vocês. E ele é cheio de flores, papai.

A vocês, mamães, tenho duas sugestões. Primeira: papai não tem feito sua parte e você está morta de cansada, com a olheira no pé? Faça uma lista de todas as atividades que faz no dia. Digo todas para se lembrar de coisas mínimas, pois, ao final do dia, todas elas deixam você assim, exausta. Desde quantas vezes trocou fraldas até a preocupação em ligar para o pediatra, em lembrar o dia da vacina, até de tirar o lixinho do banheiro do bebê que enche todos os dias. Se é difícil que ele reconheça todo o seu esforço diário, talvez ver uma lista ajude. Com a lista em mãos, chame seu companheiro, com o espírito desarmado, pois nada feito no calor dá certo, e conversem. Segunda: permita que ele faça as tarefas relacionadas ao bebê do jeito dele. Não adianta reivindicar que ele divida as tarefas se você ficar criticando ou dizendo que ele tem que fazer assim ou assado. Deixe que ele encontre seu papel como pai e sua forma de lidar com as coisas. Você já imaginou alguém te dizendo que o que você faz não está certo? Que a roupa não ficou boa? Que a forma como você troca não é a melhor? Então, não faça isso com ele.

Dividindo as tarefas da casa e com o bebê, o tempo dos dois rende mais e, com certeza, a rotina fica mais tranquila e menos cansativa. Quem sabe com a parceria fluindo, o bebê sendo cuidado pelos dois e a mamãe mais descansada, não sobra tempo para assistir a um filme juntos, comer uma pipoca e namorar? Ou você acha que a mamãe deixou de ser mulher e não gosta de namorar? Sim, ela gosta, ela apenas anda tão cansada que namorar entra no fim da lista. E a lista dela anda grande...

Luz e sombra

Ser mãe é um eterno exercício entre estar na luz e na sombra. Há dias em que o sol parece brilhar dentro do coração e pela casa inteira. Esses dias eu chamo de dias de sol. Há dias em que há um aperto no peito, uma melancolia, uma frustração, uma teia de dúvidas e medo. Esses dias eu chamo de dias de sombra.

Em nenhum deles falta amor. Esse está sempre presente. Pode ser nos raios do sol ou na nuvem da sombra. A nós, cabe saber que em dias de sol é preciso celebrar, rir, fazer festa em tarefas simples como trocar fraldas, dar banho e alimentar seu filho. E, em dias de sombra, quando nada parece encaixar direito, quando o bebê não dormiu bem, você acordou exausta, a comida não fez sucesso e você ficou frustrada, a febre preocupou, a queda deixou tudo cinza, você e papai não concordaram sobre algo, é preciso lembrar da luz, que nunca se apaga. Ela apenas dá uma trégua para quando surgir vir com força e encher nossos olhos.

Você já viu luz sem sombra? Dias ruins acontecem para celebrarmos os dias bons. E, nessa caminhada da maternidade, o importante é sempre saber que a luz há de aparecer e viver um dia após o outro.

A lagarta e a borboleta

A borboleta só voa depois de passar por um processo difícil, claustrofóbico e até doloroso. Para sair do casulo, cheia de vida e com asas, a borboleta abre mão de ser lagarta. Para mim a maternidade tem sido um processo de metamorfose, como o da borboleta. Não que toda mulher tenha que se tornar mãe para ser melhor. Longe disso, acredito que a maternidade deva ser uma opção consciente. Mas, pra mim, a maternidade tem muito de uma metamorfose.

Para cada pessoa, as metamorfoses da vida se dão de alguma maneira, e a maternidade é um ótimo momento para deixar de ser lagarta. É um processo esmagador, sem volta, que fortifica as nossas raízes, nos dá a oportunidade de olhar e cuidar das nossas feridas, de nos refazer e corrigir rotas. Mesmo que, para isso, seja preciso deixar de ser lagarta, aceitar o novo, a dor, o medo, assumir os riscos, cuidar de cicatrizes e se deixar invadir pelo processo de transformação. A maternidade muitas vezes é aquele lugar que está ruim, mas está bom. Que nos tira da zona de conforto e nos faz enxergar além mesmo que, pra isso, seja preciso forçar os olhos.

Vai doer, provavelmente, vai ser arrebatador, é um processo que não tem volta. Mas você se sentirá mais forte e confiante para assumir suas novas asas de borboleta, lindas e coloridas, e voar, firme e confiante. Se deixe invadir por este processo. Se entregue.

A maternidade te colocará no caminho muitos riscos, mas também vai te propor curas de algumas relações, talvez sua com sua mãe, com seu pai, com seus irmãos ou mesmo com seu companheiro. Ela vai te colocar em cheque sua profissão, seu emprego, seus valores, sua visão de mundo. Tudo será questionado. Seus costumes, sua ética, suas escolhas. Tudo porque, a partir da maternidade, você será responsável não só pelo seu voo, mas por conduzir uma outra lagarta no mundo e estar ao seu lado nos processos de metamorfose para que seu filho se torne borboleta.

A sua evolução vai impactar em outra vida. Por isso, aceite esse lugar desconfortável, muitas vezes, mas necessário para que seja possível vislumbrar um novo horizonte. E ajudar outra lagarta a ser borboleta e voar.

Pai não ajuda

Sempre me pareceu normal quando diziam: que bacana, seu marido te ajuda em casa. Seu marido ajuda bastante com o bebê, né? Ele é um paizão. Até o dia em que comecei a refletir sobre isso. Quando se diz que alguém ajuda você em algo, isso quer dizer que a responsabilidade por realizar aquela tarefa é sua. Ou seja, na frase: "ele te ajuda em casa e com o bebê" estão inseridas duas informações: que a responsabilidade por manter a casa em ordem e funcionando é minha e que a criação do filho também é de minha responsabilidade e que o marido/pai, quando pode, dá uma ajuda para manter este cenário.

Portanto essa expressão "ajudar em casa" começou a me incomodar e sempre que dizem isso eu logo emendo um: não, ele não me ajuda, ele divide todas as tarefas comigo, da casa e da criação da nossa filha. Na nossa casa, ao papai, não cabe apenas amamentar, por uma questão biológica. Gostaria de não ser uma exceção. Infelizmente, ainda sou.

Quando se assume que cabe à mulher o papel de manter a casa em ordem, limpa, com comida na geladeira, com a roupa limpa e passada e com todas as demandas de uma casa, que são gigantescas, coloca-se a mulher em um papel cultural que foi atribuído a ela há décadas, e que, na sociedade atual, não funciona mais.

Hoje, a mulher está inserida no mercado de trabalho tanto quanto o homem. Ela está nas empresas, no seu negócio lutando lado a lado com o marido. Então, por que ainda caberia somente à mulher a responsabilidade de cuidar da casa e dos filhos? Não é possível colocar essa conta só para nós mulheres. Não é possível acumular funções, não é possível ter jornada tripla de trabalho – fora de casa, dentro de casa e com os filhos. Dividir as tarefas de casa e com os filhos é questão de companheirismo, amor e saúde.

Quantas amigas reclamam diariamente sobre o acúmulo de funções, como estão cansadas e esgotadas física e mentalmente. Quem tem bebê em casa sabe como é maravilhoso e, ao mesmo tempo, trabalhoso. Eles têm que aprender a mamar, dormir, comer, engatinhar, andar, nascem dentes, eles não falam e choram para se comunicar. Se eu e o papai não dividíssemos as tarefas não seria possível. Estamos os dois cansados, noites sem dormir, mas dividimos as tarefas diárias e as barras para que um dia eu descanse e no outro ele descanse. Afinal, no dia seguinte ambos temos que sair para trabalhar, não? E por que seria justo apenas eu levantar?

Não, não é mais possível viver em uma sociedade que coloque a mulher como a responsável pela casa, pelos filhos e agora que seja bem-sucedida no trabalho. Ainda que essa mulher não tenha saído para trabalhar fora e fique em casa cuidando dos filhos e de todo o restante, a divisão de tarefas é fundamental. A você, mamãe, que "não trabalha fora" e fica em casa, minha admiração. Muitas vezes me sinto mais cansada quando fico em casa com o bebê, por alguma febre, por exemplo, do que no trabalho.

Não somos super-heroínas, não tenho a pretensão de ser. Sou apenas uma mulher, mãe, trabalhadora e esposa que quer ser respeitada e ter ao lado um companheiro para dividir para somar. Porque dividindo as tarefas e a vida, sobra mais tempo para a família toda, não? Dividindo tarefas andamos lado a lado. Dividindo tarefas, multiplicamos amor.

Sagrado Feminino

Além do amor que nos une para toda a nossa história, dividimos o sagrado feminino. Trazemos conosco essa relação íntima com a natureza, com a nossa intuição, com nossa ancestralidade e com a essência feminina. Ter uma filha mulher me conecta comigo mesma e sou grata por isso. Mas nem sempre é assim.

Conheço muitas mulheres que dizem que é mais fácil ter filho homem, que meninas gastam mais dinheiro e dão mais trabalho. Mulheres. E isso, claro, é produto de uma cultura machista de muitos e muitos anos. Então, não há culpados, mas devemos refletir e parar de reproduzir esse discurso que não faz sentido. Crianças são crianças e dão o "trabalho" que toda criança dá: mamam, dormem, precisam ter suas fraldas trocadas, precisam de banho, carinho, atenção e tempo. Todas elas, meninas e meninos. Meninas não gastam mais que meninos, quando se diz isso se referem aos "laços"? E os bonés dos meninos? Pois gastos com roupas, itens de higiene pessoal e brinquedos são os mesmos

É mais preocupante ter uma filha mulher? Hoje, como mãe de uma outra mulher, digo que se vivêssemos em uma sociedade que respeita as pessoas, mulheres e homens, não seria mais preocupante. Portanto, mães de meninas, orientem suas filhas, empoderem suas meninas, conduzam suas filhas para que sejam confiantes e seguras e sempre deixem as suas portas abertas para a conversa.

Mães de meninos: conversem, orientem, ensinem o respeito a todas as pessoas, à mulher e à divisão de tarefas. Talvez, o trabalho das mães de menino, neste momento, seja até maior que o das mães de meninas, pois é preciso quebrar estereótipos e desconstruir a figura masculina que culturalmente foi imposta a esses meninos. Nós, mães, seja de meninas ou meninos, podemos ter sempre mais empatia, respeito e acolhimento umas com as outras. Que não nos julguemos. Que não nos comparemos. Somos únicas. Porque nos distanciar? O feminino nos une. O feminino nos pede que sejamos maternais. O feminino nos faz olhar o outro com mais carinho e empatia. Não precisamos ser melhores. Não precisamos amamentar mais que a outra. Ou ficar em casa para cuidar dos filhos, em vez de voltar ao trabalho. Ou ser mais bem-sucedida do que a outra. Precisamos ser o que quisermos ser. Somos únicas. Podemos ser mais unidas. Que tal?

Quanto à minha filha, posso dizer que com seu nascimento ganhei a minha melhor amiga para a vida toda. Sou grata por ter gerado outra mulher. Nós, mães, podemos mudar o mundo educando meninas e meninos.

Bebê bonzinho

Não acredito em bebê/criança bonzinho. Bonzinho no sentido que os adultos determinaram: quietinhas e paradas. Bebês e crianças são seres exploradores natos.

Imagine ver tudo pela primeira vez? Você não ia querer pegar, mexer, apertar, cheirar e colocar na boca? A gente insiste em olhar com nossos olhos cansados de conhecer tudo que as crianças fiquem quietas diante do novo. Inertes. Que não reajam. Para eles é tudo novo. Tudo tem sabor de novidade, de festa, de alegria. Imagine ser convidado a ir embora de uma festa que está apenas começando e você está gostando. É isso o que fazemos diariamente com nossos filhos quando tiramos aquele objeto novo, ou pedimos que parem e sentem diante de um novo lugar a ser explorado. Você ia gostar? Aí ficamos bravos se eles não obedecem.

Não acho que criança pode tudo. Mas dar só o nada também é demais. Que tal deixar eles um pouquinho na festa? Deixar matar a curiosidade, deixar que os olhos deles conheçam aquele novo objeto ou lugar. Acho curioso quando ouço: meu filho sempre foi bonzinho, nunca deu trabalho. Na minha cabeça são duas as opções: coitada dessa criança, não pode fazer nada, inclusive ser criança, ou, a memória dessa mãe é uma dádiva, tratou de esquecer tudo o que ela não quer lembrar.

Por vezes deveríamos voltar a ser criança e cultivar esse olhar excitado para o novo, não? Se ser bonzinho é não explorar, espero que as crianças não sejam assim, tão boazinhas...

Muda tudo

Acredito que a maternidade traz à tona questões familiares que até então ficavam adormecidas. As relações com a mãe e com o pai e também com os irmãos. Alguns possíveis desentendimentos, o se colocar no lugar do pai e da mãe ou mesmo a própria negação: vou fazer tudo diferente.

A verdade é que a maternidade nos transforma de uma tal maneira que não poderemos olhar nunca mais para a nossa relação com nossos pais da mesma forma. Há um pequeno ser humaninho que fez tudo mudar. Que nos fez mãe e que nos faz duvidar diariamente se estamos no caminho certo. E, experimentando essa nova posição, podemos em alguns momentos entender nossos pais. Repensar e revisitar algumas atitudes. Em outros não. Essa possibilidade de ser mãe e ser filha é muito poderosa e perturbadora. É assustadora e, ao mesmo tempo, traz paz.

A maternidade é tão louca que nos faz esquecer velhas mágoas e nos dá forças para resolver outras. A maternidade é tão poderosa que cura. Nem sempre é fácil e rápido. Nem sempre nos damos conta. Às vezes é um processo silencioso, gradual e inconsciente. Em alguns momentos é preciso pedir ajuda, para a amiga, para o companheiro, irmão ou terapeuta. Mas que tem algo mudando dentro de você, isso tem. Você é filha, mas é mãe. E isso muda tudo.

Ponta-cabeça

Ela virou minha vida de ponta cabeça. Fez eu me reinventar, me redescobrir e hoje gosto mais de mim. Mesmo sem tanto tempo para mim, com o corpo sem firmeza, com uma gordurinha aqui e outra ali, com uns cabelos brancos que antes eu não tinha e algumas rugas; mesmo cansada, esgotada e, algumas vezes, irritada, acho que sou uma pessoa mais bacana e não me envergonho por dizer isso. Nem digo com soberba.

Perdi um pouco do egoísmo e a péssima mania de querer controlar tudo, inclusive o tempo. Ela veio para me dizer que: não, eu não controlo tudo, muito menos o tempo. E que nem tudo é sobre mim. Há algo muito maior e mais complexo acontecendo. Há a possibilidade de olhar para o outro. De se dedicar ao outro mais que a si mesmo. De pensar no bem de uma maneira mais ampla. De se colocar no lugar do outro e ser mais gentil. De acabar com verdades absolutas. E, apesar de não ser nada fácil, é gratificante. É doação. É resiliência. É força.

Algumas coisas perderam a importância e outras assumiram uma grande importância. Tudo se reorganizou, se acomodou. E, ao mesmo tempo, despertou. A maternidade tem sido meu lado do avesso. E o avesso tem me caído muito bem.

Nossa Orquestra

Éramos só nós dois. De dois, viramos três. No meio está ela. Ela é o centro. E isso não nos faz menos casal. Nossa capacidade de amar expandiu e conseguimos criar espaço pra ela. Pra tudo o que veio com ela. Inclusive, a falta de tempo só para nós dois. Mas, com ela, também aprendemos a nos amar de outra forma. Às vezes só pelo olhar, no cuidado do dia a dia, na divisão das tarefas.

Com a chegada de um filho, é preciso estar junto de verdade, jogando no mesmo time, tocando como uma orquestra pra dar certo. E, nós três, somos uma orquestra e tanto. Com três músicos, a orquestra ficou mais complexa. Quando um desafina o outro está lá pra corrigir o som. Quando um não está aguentando mais de cansaço, o outro assume e rege tudo. E, assim, vamos levando nossa melodia.

Um desafina num dia, o outro no outro, mas na nossa orquestra nos entendemos e, no fim das contas, a harmonia dessa música é o que vale. Porque nós não somos um samba de uma nota só. Nossa orquestra é completa com três músicos. E, de nota em nota, vamos escrevendo a nossa melodia.

Energia

Tem dias que só você tem a capacidade de me recarregar. Apesar do cansaço que vem no pacote da maternidade, vem junto uma fonte de energia inesgotável.

Ouço a palavra mãe várias vezes no dia, você corre atrás de mim até quando estou no banheiro, bate na porta, acorda por vezes todas as noites pedindo meu carinho, tetê e eu reclamo, às vezes fico de mau humor, mas, ao mesmo tempo que você me cansa, você me recarrega. Louco isso, não? Você me recarrega de vida, de verdade, de ingenuidade, de prazer em estar viva, de sorrisos. Você tem a capacidade de reacender a luz em mim que, às vezes, dá uma apagada.

Parece que você é a bateria que me move. A que me cansa e a que me recarrega. Contraditório, não? E o que não é contraditório nessa viagem louca da maternidade? Mas eu te toco e tudo se resolve. Reconheço-me e me sinto viva de novo. Quando nos encontramos a luz se faz.

Não quero ser Mulher Maravilha

Se há uma coisa que nós mães não precisamos ser é Mulher Maravilha. Não tenha essa ilusão, querida. Porque você não precisa. Mas, alguém teve que me lembrar essa semana. Tive uma crise de enxaqueca como há muitos anos não tinha. O corpo grita de alguma forma. Você anda se ouvindo?

Eu até estava ouvindo, mas fui deixando de lado e pensando "que voz chata"; vou dar conta de tudo; ser uma mãe presente, amorosa; uma profissional competente e habilidosa; uma esposa carinhosa e companheira; uma filha presente e atenta; uma patroa bondosa e empática; um ser humano bom e disponível a ajudar o próximo; vou agendar férias, pedir a homeopatia da Maya, não esquecer o repelente nenhuma vez, limpar a bolsa, assistir ao jornal pra estar atualizada, falar com outras mães e trocar experiências, e mais um infindável número de demandas e, em meio a tudo isso, me perdi. Não dei conta. A luz acendeu, no caso minha velha companheira de vida: a enxaqueca. Ela que me joga no fundo do poço pra me dizer: chega! Se você não para, eu te paro. E parou.

Eu senti dor, muita, eu estava nos lugares, mas não estava. E dormi. Pensei em parar de escrever. Pensei no desmame. Pensei em sair correndo, gritar (gritei!) e chorei. Eu não preciso ser forte o tempo todo. E estou aqui pra te lembrar que você também não. Quem criou essa figura da Mulher Maravilha para nós, mulheres, não queria nosso bem. Você não precisa dar conta de tudo o tempo todo. Repense as prioridades. Compartilhe com seu companheiro. Demande, mas confie. Aceite que o outro pode fazer tão bem quanto você, só que diferentemente. E deixe estar algumas coisas. Se repense, seja gentil. O que vale, no fim das contas, é você estar bem e não cumprir com um papel que nos foi atribuído. Você é boa. E, se não der conta de tudo, vai continuar sendo.

Não vale amar os outros e não se amar. Quem tá precisando de um tempo levanta a mão? Eu tô, confesso. Tem alguns pesos que não são seus, tire-os dos ombros. Diga não, estabeleça limites. Não queira ser Mulher Maravilha, não vale a pena. Quem inventou esse título para a gente não queria nosso bem não. É a maior roubada. Mulheres, minha sugestão: fechem o foco, só um pouco. Homens, companheiros, abram o foco: só um pouco. Companheiras, sejam só mulher. Deixem a Maravilha para o desenho. Já está de bom tamanho.

Comunicação como apego

Você conversa com seu bebê? Não estou me referindo aos *cute cutes*, aos apelidinhos fofos ou às interações do tipo fazer caminhão com a boca. Acho válidas, mas precisamos ter em mente que um bebê é um ser humano desde que chega ao mundo. Sim, um ser humano pequeno, que quase não enxerga, que dependente totalmente do papai, da mamãe e de outras pessoas, mas um ser humano. E, como tal, merece mais que as vozes infantilizadas. Não subestime seu bebê, nunca. Ele entende tudo o que você fala. E repete muitas das coisas. Bebês aprendem por imitação.

Lembro do primeiro dia da Maya na vida fora da minha barriga: a primeira coisa que eu disse a ela foi "Bem-vinda, minha filha. Esse é o mundo aqui fora e eu e o papai estaremos aqui para te apresentar tudo". Imagina chegar num lugar novo e nem se darem ao trabalho de te darem boas-vindas? Quando saímos do hospital, fui descrevendo para ela tudo: as árvores no caminho, os cheiros, a luz do sol, os barulhos. Quando chegamos em casa, fui apresentando cômodo por cômodo: aqui é a sala da sua casa, aqui a cozinha de onde saem muitas coisas gostosas, aqui é seu quarto, ele foi pensado com muito amor e carinho. E, desde o começo, estabelecemos essa relação de amor e respeito.

Respeito ao novo ser humano que chegou ao mundo e tem em você e no papai seus anfitriões. Fui levando isso para o dia a dia e descrevendo todas as atividades para a Maya: filha, vamos mamar agora, se você quiser pode descansar um pouco depois; filha, vamos trocar sua fralda que está cheia, com licença, vou abrir e tocar em você. Maya foi acostumada desde cedo com a minha voz, falando as palavras corretas, me dirigindo a ela sempre com muito respeito e carinho. Criamos uma conexão muito forte e, desde muito pequena, as pessoas comentam: ela entende tudo o que você fala pra ela e, agora, dizem: ela entende tudo o que falamos pra ela.

Tenho um grande prazer em apresentar o mundo a ela e tratá-la com respeito. Acredito que isso possa fazer e já faça diferença na formação do seu caráter. Sou o elo dela com o novo. Sua ponte, a sua primeira voz para o mundo. Tente, é poderoso, cria intimidade. Isso pode criar uma relação mais ampla que a de mãe e filho: cria parceria. Não subestime a inteligência de um bebê, nunca. Ele é um ser humano em formação. Evite verbalizar pensamentos negativos, falar mal de outras pessoas perto dele ou mesmo falar mal dele: ele ainda não faz isso ou aquilo, está atrasado. Não discuta perto do seu bebê.

Palavras têm poder e palavras influenciam comportamentos. Palavras interferem em formação de autoestima. Se você disser: ele não consegue fazer isso ou aquilo, ele vai crescer acreditando nisso. Bebês são esponjas. Que tal encher essas esponjas de amor e boas palavras? Esse som pode reverberar no futuro dele e de toda sociedade.

Caixa de Pandora

Ela é meu presente e minha caixa de Pandora. O mito grego que narra a história de Pandora, primeira mulher criada por Zeus, conta que a Pandora foi dada uma caixa. Epimeteu pediu para Pandora não abrir a caixa, mas, tomada pela curiosidade, não resistiu. Ao abri-la, Pandora liberou todos os males que até hoje afligem a humanidade.

Ter filhos é isso, receber uma caixa como Pandora recebeu e não saber se deve abrir, mas, ao abrir, se deparar com uma infinidade de sentimentos: bons e ruins que convivem diariamente dentro do peito e das nossas atitudes. E, como Pandora, deixar todos eles escaparem.

Ter filhos nos dá a possibilidade diariamente de lidar com nosso melhor e o nosso pior. Testar nossos limites, nossa paciência, nossas certezas absolutas, nossa ética e nossa identidade. Ter filhos é trazer à tona, muitas vezes, o que temos de pior, para nos curar e depois ficar com o que podemos ser de melhor. Para nossos filhos e para o mundo. É um presente, em muitas situações um presente de grego, mas que são aquelas oportunidades únicas na vida: de nos refazer, de assumir riscos e nos propor curas.

Olhamos para nossas raízes, antepassados, revisitamos relações. É um presente que nos faz olhar a nós mesmos e aos outros. Ter filhos é uma caixa de surpresas, pois não sabemos como vamos reagir em determinada situação, mudamos de opinião e de rota com a velocidade da luz e, ao mesmo tempo, fincamos algumas certezas e valores de que não abrimos mão.

Ter filhos é receber uma caixa de Pandora e saber que dentro dela a única coisa que não escapou quando Pandora a abriu é o que vai nos nortear por toda essa nova jornada: a esperança. Porque ter filhos é isso: viver agarrado à esperança de que dias melhores virão e que nunca existiram dias tão bons quanto aos que estamos vivendo. Dentro dessa caixa nunca vai faltar a esperança. Nem na de Pandora, nem na minha.

Empoderar-se

Quando usamos a palavra empoderar, muita gente imagina alguém vestido com elegância e detentor de grande poder, mandando em todos à sua volta.

Empoderar-se é um termo que se originou da palavra em inglês *empowerment*, que parte da ideia de dar às pessoas o poder, a liberdade e a informação que lhes permitem tomar decisões e participar ativamente da organização (que pode ser sua própria vida, no caso).

Paulo Freire dizia que "Empoderar-se é realizar por si mesmo as mudanças e ações que a levarão a evoluir e fortalecer. É a conquista da liberdade por aqueles que têm estado subordinados a uma posição de dependência."

Nós, mulheres, estamos sempre sendo colocadas em um estado de subordinação ou em posições de dependência de uma cultura machista que nos dita o que vestir, o que comer, o que usar ou como cuidar dos nossos filhos. Quando você chega no consultório do pediatra, com um bebê recém-nascido nos braços, com os hormônios à flor da pele, e o pediatra olha pra você e diz "mãezinha, você deve fazer isso…" ele está tomando decisões que caberiam somente a você e ao pai do seu filho. Ele está te inferiorizando e te colocando numa situação de incapacidade para decidir situações importantes sobre seu filho. Eu já vivi isso na pele. Não permito que me chamem de "mãezinha". O pediatra deve, claro, orientar sobre o estado do seu filho e te dar um prognóstico. Mas, quando ele vem com o mãezinha…

Para ser mãe, precisamos nos informar, ler, trocar conhecimento com outras mães e tomar decisões próprias. Não apenas reproduzir o que sempre se fez.

Prometi a mim mesma que eu me empoderaria. E estou nesta caminhada. Questiono falas sobre como eu devo conduzir minha maternagem, isso em relação a qualquer pessoa: pediatra, sogra, tio e marido, quando não concordo.

Mães: empoderem o seu maternar. A vida do seu filho é valiosa e suas decisões vão impactar diretamente no futuro dele. Suas decisões valem. Ouça o que seu coração e sua intuição lhe dizem. Você, minha querida, tem o poder sobre a sua maternidade. Assuma!

Mãe Para-raios

Você é o depósito de medos, frustrações e angústias do seu filho, sabia? Com certeza você já sentiu isso na pele. Tem dias que você vai se sentir cansada, fatigada e sem energia nenhuma depois de passar por um reencontro conturbado com seu filho.

Sabe aquela famosa frase que as pessoas insistem em dizer, como para se isentar de alguma culpa, sobre o comportamento dos nossos filhos: "Ele estava bem até você chegar"? Pois então, essa constatação, por mais dura e cansativa que seja para nós, mães, é real e visceral. Perto de você, seu filho se sente seguro, se sente amparado, sente que pode descarregar tudo o que sentiu enquanto você não estava. Injusto? Às vezes você vai achar. É só a mãe chegar que começa o chororô, a irritação, a impaciência, a explosão emocional.

Mas, pense: se você tivesse alguém no mundo que poderia ser integralmente você, sem máscaras, sem ter que fingir que está bem, sem medo, sem julgamentos? Seria incrível, não? Pois é isso o que os nossos bebês pensam sobre a gente (e quando eles crescem deveriam continuar achando).

Então, quando você chega, ele se sente seguro o bastante para sair do meio do furacão de emoções a que ele estava submetido sem você. Tem dias que você vai tirar de letra, mas tem dias que serão difíceis. Você vai querer chorar, se perguntar: por que você está agindo assim? Você estava tão bem... mas, lembre-se: ser abrigo de alguém é isso; nas tempestades é que os abrigos são os mais necessários. Além do mais, você não é apenas depósito de medos e frustrações: você é também o maior depósito de amor e esperança que seu filho tem. Para você, mamãe, tudo! Mas é tudo mesmo...

Ser família

Ser família foi a decisão mais séria da minha vida. Porque ser família é uma escolha diária. Não dá pra não voltar pra casa no fim do dia. Não dá pra deixar pra depois. Não dá pra ignorar o problema. Ser família é viver junto, isso inclui os bons e os maus momentos.

Da viagem bacana à crise de enxaqueca ou a virose compartilhada. Andar sozinho é, com certeza, mais fácil. Andar sozinho também é escolha. E talvez também não seja fácil. Ser família é ter com quem dividir para somar. Para multiplicar, para amenizar, para serenar. Mas é também querer um dia de paz e silêncio e, quando ele acontece, ficar se perguntando "cadê os meus?". Sim, são meus, tão meus quanto eu mesma. Tão meus que fazem parte de quem eu sou. Ser família é lidar diariamente com concessões. É abrir mão do singular para ser plural.

Ser família foi a decisão mais valiosa da minha vida. Com vocês aprendo diariamente sobre amor, doação, empatia, respeito e autonomia. Vocês são meu lar. Meu abrigo. Ser família é dizer todos os dias: ninguém solta a mão um do outro. Seguramos juntos essa tal vida.

Castelo de Areia

A maternidade é um castelo de areia. Construímos vários castelos mesmo antes dela e vamos percebendo que as ondas vão vir, vão derrubar alguns deles e precisaremos de sabedoria e resiliência para reconstruí-los, aceitando nossas fragilidades.

Começamos pelo parto. Idealizamos o parto sonhado e por muitos motivos ele pode não acontecer. Começamos a perceber aí que a maternidade idealizada nem sempre será um mar de rosas. Nossos castelos começam a desmoronar. O bebê que tem cólica, refluxo, chora muito, o leite que demora a descer, o peito que racha, que arde, que dói. Aqueles bebês fofinhos mamando lindamente e aquela mãe de robe e cabelo arrumado das fotos vão desmoronando.

A plenitude que nos vendem que não vem, nossas dúvidas, nossos medos, nossa total reconstrução de identidade: cadê aquela mulher segura que estava aqui? Você se olha no espelho e não se reconhece. Mais castelos de areia vão caindo. Mas os desmoronamentos nos trazem a capacidade de reconstrução.

Planejamos, pensamos que vamos levantar tijolos e edificar nosso castelo de uma maneira e vem outra onda. É o bebê que não dorme, o dente que aperreia a família, as noites em claro, o nariz que não para de escorrer, a comida que não é aceita, a febre, o passeio que não sai, as "birras". Aí percebemos que será assim durante toda a nossa vida de mãe: nossos castelos podem ser derrubados a todo momento. Desde que os filhos chegam até o final das nossas vidas. E não é culpa de ninguém que os castelos sejam derrubados. Não há culpados. O importante é nos lembrarmos sempre da nossa capacidade de reerguê-los de novo, de novo e de novo.

Se há uma coisa que a maternidade nos ensina é a capacidade de nos reerguer diariamente, encontrar novos caminhos, reerguer sonhos e, principalmente, apreciar a nossa construção. Mesmo que, às vezes, ela não seja tão perfeita quanto desejamos. Nossa maternidade é nosso castelo de areia. O vemos desabar muitas vezes, ele pode não ficar tão bonito, mas nunca vamos desistir de erguê-lo.

Gerando luz

Você vai reclamar de dores: nas costas, nos pés, na cabeça. Você, provavelmente, vai reclamar dos enjoos, dos pés que parecem um pão, de ir ao banheiro 10x na noite. Você vai chorar com comercial, gritar com o marido e ficar melancólica. Você vai se assustar com o que virá, vai se perguntar secretamente: o que eu fiz da minha vida? Será que vou dar conta? Você vai ficar confusa com todas as decisões – do nome ao tipo de parto; da cor do quarto a quem serão os padrinhos. Você vai imaginar, tentar adivinhar como ele será. Você vai sonhar. Muito.

Você também vai se sentir forte, cheia de luz, cheia de amor. Nunca antes na história da sua vida você se sentiria capaz de tudo. Você se sentirá plena. Seus cabelos serão mais volumosos e vão crescer. Sua pele vai ficar iluminada. Você é uma fábrica de vida. Dentro de você, a cada dia se forma vida. Nenhum super-herói é capaz disso. Só você. Uma nova história flui por suas veias. Nada no mundo vai se assemelhar a esta fase. Aproveite todos os momentos. Até os ruins. E quando te disserem que você vai sentir saudades desse barrigão, não duvide. A luz está dentro de você.

AMAmentar

Havia uma angústia de não descer o leite. De não ter o suficiente. De não saber como fazer. Doeu no começo. Me disseram que era normal. Que precisava calejar. Oi?! Saí da maternidade com receita de complemento. Mas Dra., eu preciso complementar? Melhor prevenir. Vai que seu leite não é suficiente. Ouvi que deveria estabelecer horários pra amamentar, que deveria dar um pouco de cada peito e colocar pra arrotar. Minha filha não ganhava tanto peso quanto o médico achava que deveria ganhar. Faz assim, mãezinha: tira seu leite na bomba e dá na mamadeira. Mas Dr., isso não vai causar confusão de bicos? Qual a coerência disso? Faça o que estou falando pro seu bebê ganhar peso. Choro, medo, angústia. Será que vou dar conta? E meu bebê, será que vai engordar? Estou prejudicando ela?

Consultora de amamentação, banco de leite, experiências de outras mães, informação: rede de apoio fortalecida. Sim, sou capaz! Ajustes feitos. Ela está engordando! Sigamos. Não pode comer isso, não pode comer aquilo, dá gases, cólica. Quem disse? Não pode amamentar durante a vacinação. Por quê? Amamentação é um analgésico natural. Pode! Peito vermelho, quente, dor. O que será? Ducto entupido. Desentope e segue o lance. Mas dói demais. Dói, mas passa. Passou.

Passamos dos seis meses. Mas você ainda amamenta? Seu leite já não serve mais pra nada. É fraco. Fraco pra você, que não tem informação. Fraco pra você que não entende sobre nutrição, sobre vínculo afetivo, sobre fortalecimento de relação, sobre segurança e conexão. Mas você amamenta em público? Não tem vergonha? Vergonha de alimentar minha filha? De dar aconchego, de acalmar? De nutrir? Não, tenho prazer. Mas as pessoas podem se sentir incomodadas. Sem problemas, basta elas se retirarem. Eu sou uma mãe alimentando um filho, não estou fazendo mal algum. Pelo contrário. Mas ela só fica chupetando, fica apegada demais a você. Mamar extrapola a questão da alimentação: é segurança, vínculo, fortalece nossa relação. Ainda bem que ela é apegada a mim, afinal ela é um bebê. Se não fosse apegada à mãe, aí sim poderíamos ter um problema.

Seu marido não se incomoda de você amamentar até hoje? Meu marido me incentiva e tem o maior orgulho de mim. Por que se incomodaria? Ela acorda muito à noite porque mama no peito. Sabe né, bebê de peito. Sei, estudos mais recentes afirmam que bebês que mamam no peito dormem melhor. Mas fórmula pesa mais no estômago, eles ficam mais cheios, dormem melhor. Conhece picos de desenvolvimento, dentes nascendo, angústia da separação? Isso faz bebês acordarem. Seu peito vai cair. Vai ficar feio. A gravidade vai fazer isso de qualquer forma, não vai? Qual a função principal do peito? Somos mamíferos, lembra? Introdução alimentar. Deixa o bebê com fome pra ele comer. Não dá mais tetê. Introdução alimentar, a palavra introdução sugere um processo. Processos demoram. É possível fazer isso de forma gentil.

Mamãe doente. Você vai ter que tomar esse antibiótico. Eu amamento, Dra. Ainda? Sim. Vai ter que parar. Dra., não dá pra parar de um dia pro outro. Preciso fazer um desmame gentil. Não tem jeito. Cadê a empatia, Dra.? Sempre tem jeito. Cansa muito. Você fica à disposição dessa criança. Ser mãe não é isso?

Vai parar quando? Essa criança vai ficar mal acostumada. Vou parar quando eu decidir que devo. Quando eu achar que minha filha e eu estamos prontas. Essa decisão é exclusivamente minha avaliando a minha vida e da minha família. Isso não diz respeito a mais ninguém. O peito é meu. A filha é minha, lembram?

Um ano e sete meses de amamentação. 19 meses. Que jornada! Um caminho cheio de medos, dúvidas, angústias, palpites, alguns profissionais despreparados. Mas, um caminho cheio de carinho, vitórias e amor. AMAmentar foi minha escolha. Ainda é. Até quando? Até quando eu quiser. Faz parte da minha maternidade. Nutre a ela e a mim.

AMAmentar 2

Completamos um ano e sete meses de amamentação. Benjamin não conhece outro leite senão o meu. Por conhecimento, engajamento e privilégio ele pôde mamar todo este tempo e seguimos nessa jornada.

Com o segundo filho veio a segurança. Sabia que o leite demoraria até sete dias para descer. Sabia que meu bebê teria uma reserva de gordura até que a "lua de leite" chegasse e que o colostro seria tudo o que ele precisava naquele momento.

Sabia sobre a pega correta, melhor posição para amamentar (conhece o cavalo? Para RN's é ótimo). Sabia também que podia confiar no meu corpo e que eu produziria o melhor alimento para o meu filho.

Tive rachaduras nos primeiros dias, quando o leite desceu abundante, mas consegui resolver logo com aplicação de laser de uma consultora em amamentação.

Não duvidei do valor nutricional do meu leite, fraco é quem diz isso. Sabia que somente o ganho de peso mensal não era o indicador de que meu filho estava se desenvolvendo bem. Não fiquei contando gramas, nem aterrorizada com a balança.

Mas ele é meu segundo filho. Com a primeira passei por todos os desafios descritos. Ainda assim, conhecer todos os benefícios do aleitamento me fizeram seguir com a amamentação da Maya até dois anos.

A amamentação segue sendo questão de saúde pública pra mim. Salvou o meu bebê de contrair o Covid da irmã. Ele recebeu os anticorpos da vacina que tomei através da amamentação. As viroses comuns em bebês pequenos não tiveram desdobramentos mais graves. Ele esteve protegido pelo meu leite. Ele pode se sentir acolhido e protegido com a sucção não-nutritiva. Criamos e seguimos reforçando laços dia a dia nos nossos momentos.

Mesmo sabendo de tudo isso, eu cansei. Me senti exausta, muitas vezes, senti olhares julgadores sobre mim e tive que responder sobre leite fraco. Mas toda minha bagagem me fez seguir segura de que eu estou oferecendo o melhor alimento para saúde e desenvolvimento do meu filho.

Hoje, nós comemoramos, mas eu sonho com o dia em que mais mães e bebês poderão comemorar a amamentação prolongada. Em que elas serão protegidas e respaldadas para alimentarem seus filhos. Em que a amamentação será tratada como saúde pública e não precise ser resistência.

Meu colo

Tem dia que a noite não chega. Que os pés gritam, que os braços doem, que a cabeça fica zonza. Tem dias que dá vontade de gritar, de fugir, de chacoalhar e de chorar. Tem dias que eu quero apenas o colo da minha mãe. Aí, me lembro de que agora eu sou a mãe. E entendo.

Me aninho no meio de dois bracinhos pequenos e encontro meu colo. Pequeno, mas cheio de poder. Frágil, mas cheio de amor. Ingênuo, mas cheio de verdade. Você nem sabe, mas, às vezes, quem cuida de mim é você.

A orquestra cresceu

Com a chegada de um filho, é preciso estar junto de verdade, tocando a mesma melodia. Somos como uma orquestra. Precisamos estar afinados, ouvindo um ao outro, e fazer a nossa parte da partitura: esperar a nossa vez para entrar com um solo ou tocar juntos, sem se sobressair.

Quanto mais filhos, a orquestra vai ficando mais complexa. Em quatro, somos uma orquestra e tanto e fazemos muitos sons. Às vezes, os sons não estão afinados e fazemos um tremendo barulho. Quando a sintonia falha, então, podemos ouvir sons bem agudos ou melancólicos. Nem sempre estamos na mesma partitura. É por isso que, quando um desafina, o outro está lá pra corrigir o som.

Quando um não está aguentando mais de cansaço, o outro assume e rege tudo. Trocamos os lugares quando é preciso e um ou outro sai de cena. E, assim, vamos levando nossa melodia. Um desafina num dia, o outro no outro, mas, na nossa orquestra, nos entendemos e, no fim das contas, a harmonia dessa música é o que vale. Porque nós não somos um samba de uma nota só. Nossa orquestra é completa com quatro músicos. E, de nota em nota, vamos escrevendo a nossa melodia.

Uma tragédia natalina

Meu Natal foi uma tragédia. Não me refiro aos encontros, aos sentimentos exaltados neste período, ao amor e ao espírito de Natal, mas sim ao evento de Natal em si e vou me explicar.

Rotina para bebês e crianças pequenas é muito importante. Não damos tanta importância, mas quando saímos dela vemos como nossos pequenos precisam de referências. Dias agitados de vai pra cá, vai pra lá, crianças excitadas, novos lugares, festas, encontros, presentes, barulho, caras nem sempre vistas, Papai Noel em tudo quanto é lugar e o que acontece? Criança que fica tão agitada que não consegue comer, nem dormir.

Pra piorar tivemos uma febre repentina que não cedia. Aí temos neste cenário: piscina, verão, calor, quem segura? Criança sem dormir, afinal, "vou perder a festa?" Nānāninānā. Criança sem dormir, agitada demais, o que acontece? Ciclo vulcânico. Chega uma hora em que eles nem sabem o que estão fazendo e não conseguem dormir. E quando eu digo não conseguem, não conseguem mesmo!

Sabe quando você fica tão cansado que não consegue desligar, pois então, com eles não é diferente. Aí vai mãe, pai, madrinha tentar de tudo pra criança descansar pelo menos um pouco e restabelecer a paz mundial da família. Teve banho, música ao pé do ouvido e até passeio de carro. NADA! A criança virou um Tazmania mesmo e não havia o que a fizesse relaxar. Aí, meus queridos, se segurem, a casa inteira tentando acalmar, o Tazmania estava descontrolado.

Desta vez não houve acidente (Jesus teve piedade, né?), mas já houve outros momentos de agitação master que teve. Aí é paciência, reza e sistema de revezamento: é madrinha que fica um pouco, prima, primo, padrinho, mãe, pai, cachorro.

Às 22h a criança já estava num ponto que o corpo não aguentava de cansaço e pela décima vez tiramos de cena pra tentar acalmar. Rolou choro, reclamação, birra. Criança apontava para a festa e falava: Sala mamãe, sala, não quero aqui! Tipo: vou perder a festa por quê? Mas insistimos e, desta vez, até o Papai Noel ajudou e enfim a criança se entregou e dormiu, de exaustão. Quem mais tava exausto? Mãe e pai, acabados, sem comer, só querendo cama também. Comemos rapidamente, fizemos a fina e cumprimentamos todo mundo e #partiucama pelo amor de Deus.

Sem foto oficial de família na árvore de Natal. Essa criança está morta com farofa e vai dormir até tarde amanhã. Mas como as coisas podem piorar sempre... às 6h30 Alvorada!!! Tocam os tambores e a criança acorda como se nada tivesse acontecido. A romaria recomeça, partimos para outra vó, mais Papai Noel, mais presente, mais piscina, mais agitação, menos comida de novo, pernas da mãe e pai já não obedecem. A gente se aguenta em pé sabe-se lá como. Vó ajuda, pai e mãe se revezam, novo lugar, mais exploração, mais agitação, mais cansaço e nada de se entregar. Piscina? Segura como? Joga na piscina pra ver se cansa. Brinca, grita, bate bracinhos, banho quente e agora vamos dormir um pouquinho? #SQN. Quero brincar mais, gente, me deixa! Corre pra lá, corre pra cá, comer pra quê? Quero viver! Aí chega a agitação de novo, a irritação e o choro. Pega a criança e sem esperança nenhum tira de cena pra tranquilidade.

Pai faz tetê, mãe deita junto e os anjos agem neste momento, criança enfim cede. Glória a Deus! Mãe e pai vão comer rapidinho pra poder enfim descansar junto (afinal quem tem dois anos é só a criança). Eis que a tragédia chega ao ápice: aquele parente que a gente só vê uma vez no ano passa gritando perto de onde a criança está dormindo, a mãe arrepia até o último fio de cabelo e o que mais temíamos acontece: criança acorda chorosa, porque não descansou suficiente, tentamos relaxar ela de novo e? Nada feito. Acordei e quero brincar... e seguimos nessa toada até de noite novamente. Pai dá aquela indireta no parente, climão...

Voltamos para casa, para a segurança e magicamente a criança dormiu das 20h às 8h. Será que ela estava cansada? Mãe e pai mortos dormiram com a criança e a paz reinou de volta. Saldo do Natal: cinco bonecas, dois carrinhos de boneca, pernas e braços doendo, cansaço, uma desavença na família e memórias afetivas construídas. Nosso Natal foi uma tragédia. Mas ano que vem estamos prontos para vivê-lo novamente.

Urgência

Se há uma coisa que eu aprendi com uma criança bem perto é que há urgência em viver. Talvez por isso elas acordem tão cedo. Talvez por isso elas não saibam esperar. Talvez por isso dormir cedo não seja tão atrativo.

Viver é urgente.

Ver o sol nascer e se pôr é uma celebração. Aí ficamos nós, adultos que somos, tentando tirar isso delas. Durma cedo, não acorde tão cedo. Não pule, não gargalhe. Não faça. Espere. Espere. Mas, pra elas, viver é urgente.

Vi-ver. Vim-ver.

Subir montanhas

Antes de você, eu queria conquistar o mundo, subir montanhas. Me sentir poderosa, fazer a diferença. Viver grandes aventuras.

As escolhas de vida mudaram. Você chegou e eu percebo que eu conquisto um pedacinho do mundo todos os dias. Subo montanhas enormes, me supero a cada novo desafio. Não poderia me sentir mais poderosa e tento fazer a diferença através da sua criação.

Sobre as aventuras? Não há maior aventura do que acompanhar o desenvolvimento de um ser humano de perto. Parece que, de uma forma ou de outra, estou conseguindo conquistar todos os meus objetivos.

E tenho uma bela companhia nessa jornada. Quem disse que para conquistar meus objetivos eu precisaria estar sozinha?

Obrigada, meu filhos!

Tá tudo bem?

Não me pergunte como está a vida sem querer ouvir a verdade. Se me perguntar, vou dizer que anda louca, caótica, uma montanha russa. Tenho filhos, sabe? Talvez você me pegue num dia bom e eu responda apenas: tá tudo bem.

Outras vezes, você vai me pegar em dias de furacão. Nesses, abra os ouvidos para que eu fale. Sem me julgar, sem achar que eu sou uma mãe horrível ou que eu não ame meus filhos. Será apenas um dia ruim. Daqueles em que um não dormiu bem, o outro demandou demais, o marido falou algo que não caiu bem.

Nestes dias, me deixe falar. Me deixe falar como me sinto cansada, atarefada, que acho que não vou dar conta e até que tenho vontade de sumir. Muitas vezes, só por falar, já vai melhorar. Mãe precisa ser acolhida, ouvida, levada em conta. Pronto, posso respirar e seguir.

Agora, se vier perguntar a uma mãe se está tudo bem esperando ouvir um "sim, tá tudo maravilhoso", melhor nem perguntar. Nossa vida não é roteiro de novela. Nem operação matemática para dar sempre o mesmo resultado. Aqui tem luta e glória. Mas, em todos os dias, tem amor. Disso, nunca duvide.

Humana

Dia desses, esgotada de cansaço, me perguntando em como eu daria conta de tudo, lidando com pressões de todos os lados, inclusive internas, com privação de sono, barriga pesada, insônia por conta da gestação e Maya com a energia das entranhas da terra se recusando a dormir, eu chorei. Coloquei minha posição de mãe de lado e fui apenas humana. Chorei de cansaço, de medo, de ansiedade, de tudo. Ela estava sentada na cama dela e eu na bicama embaixo.

Me soltei no colchão e deixei o choro vir. Fazia mais de 1 hora que eu estava tentando fazê-la dormir e nenhum progresso acontecia. Ela, na hora, levantou meu rosto e falou "Não chora, mamãe. Não fica triste." Eu pensei: preciso retomar minha posição de mãe, de fonte de segurança. Tentei enxugar minhas lágrimas, respirar fundo e me recompor, mas o choro era mais forte do que eu. Ela colocou minha cabeça entre as duas perninhas e fez carinho nos meus cabelos e disse: "tá tudo bem, mamãe, Maya cuida de você. Quer um beijo?". Soltei as lágrimas que me restavam e deixei minha filha de dois anos e dois meses me consolar, como tantas vezes eu fiz com ela. Fui me acalmando, o choro cessou, levantei a cabeça, Maya olhou pra mim e me deu um beijo na testa.

Foi o melhor remédio que eu poderia ter tomado naquele momento: receber o carinho e o afago da minha filha. Me permitir ser humana. Não me colocar em uma posição superior em relação a ela. Não fiquei com medo de ela deixar de me respeitar ou qualquer coisa do tipo. Percebi que estou criando uma menina que permite que eu seja humana e sensível. Não sou a Mulher Maravilha, nunca tive essa pretensão. E minha filha já sabe que todos podemos ter fraquezas, inclusive a mãe dela. Que um dia eu a consolo, mas no outro ela pode me consolar.

Estamos criando pontes e não barreiras. Estamos gerando energia de vida, de acolhimento, empatia e luz. Estamos gerando amor e compreensão. Obrigada por ouvir meu choro, Maya. Nesse dia nosso respeito uma pela outra aumentou e você me curou.

Portal de vida

Ser portal de vida significa dar o filho à luz que, até então, permanecia na escuridão do ventre materno. No momento da passagem, essa vida que habitava a escuridão recebe a luz do mundo no parto.

Mas o contrário também se aplica. Quando conduzimos um novo ser à vida, ele também nos conduz a uma nova vida. Cheia de luz.

E, neste ciclo virtuoso de vida, dar à luz um ao outro nos transforma e nos faz brilhar. Mãe e filho são astros luminosos: um ilumina ao outro e ambos podem iluminar o mundo.

Cura e caos

Tem dias que você é cura. Mas tem dias que é furacão. Revisito sentimentos e relações, perdoo e peço perdão, mesmo que apenas para o universo. Me sinto em paz. Mas, tem dias que você levanta um turbilhão aqui dentro. É como se você chacoalhasse tudo, levantando dúvidas e reflexões. Nesses dias, sou furacão.

Não importa o movimento, o importante é que você provoca, você cutuca, você acalma. Ter você na minha vida faz com que eu deseje ser melhor. Me faz vibrar e pensar em evoluir. Me faz tremer, mas me faz respirar. Como pode ser tão pequena e tão profunda? Você é remédio e caos. Obrigada por desencadear vida dentro de mim.

A Bola

Meninas não são estimuladas a jogar bola. Meninas não são muito estimuladas a praticarem esporte, na verdade. Meninos se reúnem para praticar esportes, jogar uma partida de futebol com os amigos e bater papo. E as mulheres? Quando nos reunimos, geralmente, é para conversar, comer e beber ou comprar algo. Não que isso esteja errado, é uma delícia, mas não temos o hábito de marcar um jogo, por exemplo. Seja de qual modalidade for.

No Brasil, culturalmente, a relação da menina com o esporte é mais distante. Da bola então, há inclusive preconceito. Sim, em 2019 ainda precisamos dizer que meninas podem, sim, jogar bola. Lembro quando minha filha estava chutando uma bola, um tio me disse: "tira a bola dessa menina e dá uma boneca pra ela". Foi tão inesperado ouvir isso, tão surreal sentir na pele o preconceito que fiquei paralisada por alguns segundos antes de soltar um: "Por que tirar? Meninas não podem jogar bola? Bola é um brinquedo!". Sim, bola é um brinquedo que deve ser apresentado a meninos e meninas. Ela representa diversão, descoberta e movimento. E, claro, uma introdução à prática esportiva.

Por isso, minha filha sempre brincou com bola. Ela tem várias e adora. De várias cores, tamanhos e modalidades. A bola faz parte do universo dos brinquedos dela e fará parte do seu repertório de aprendizados e descobertas e desenvolvimento motor.

Acredito, inclusive, que a interação com a bola vai aproximá-la do esporte e da prática esportiva. Porque será um objeto próximo a ela, conhecido. E isso pode interferir nos seus hábitos no futuro. Na adoção de hábitos ativos de vida. Portanto, hoje, quando se fala que uma mulher não gosta de praticar esportes, precisamos olhar lá atrás para saber se ela teve acesso a uma bola, por exemplo.

Meninas não devem ser criadas para ficar quietinhas e apenas brincarem com boneca. Parece tão simples não dar uma bola a uma menina e essa situação é tão comum que não se tem a dimensão do quanto isso pode impactar na vida dela. Deem bolas para suas filhas. Brinquem de bola, joguem bola com os pés, com as mãos. Ela pode, inclusive, ser a melhor jogadora de futebol do mundo, como a Marta, nossa rainha dos gramados. Ela pode estar na Copa do Mundo de futebol feminino no futuro. Ou ela pode apenas te agradecer por ter permitido a ela brincar. Por ter sido criança e por ter uma vida ativa no futuro. Jogue com uma garota para que ela possa jogar como uma garota.

Identidade

Ver um ser humano se reconhecer e ir construindo sua identidade é fascinante! Esse processo de formação de identidade que leva em conta gostos, preferências, conhecer nossas habilidades e limites pode levar a vida toda. Mas, até os três anos, esse processo de autoconhecimento é muito importante e intenso. Pais, cuidadores, babás, professores de escolas/creches têm papel fundamental na construção da identidade e da autonomia de cada criança. Somos estimuladores e facilitadores nessa longa caminhada.

Segundo o Referencial Curricular Nacional para a Educação Infantil, a identidade "é um conceito do qual faz parte a ideia de distinção, de uma marca de diferença entre as pessoas, a começar pelo nome, seguido de todas as características físicas, do modo de agir e de pensar e da história pessoal".

Como podemos fazer isso? Chamar sempre bebês e crianças pelo nome, mesmo que sejam muito pequenos. Conversar, sempre. Muito. Falar o que estamos fazendo, como narrar enquanto os alimentamos ou trocamos sua fralda.

Expor fotos e espelhos também ajuda muito neste processo. Já viu um bebê passar por um espelho e voltar só pra se ver? É lindo e uma maneira de a criança conhecer-se e enxergar-se. Também precisamos estar atentos a qualquer manifestação das crianças (atitudes, choros, caretas), pois essa é uma forma de elas se comunicarem, mesmo quando já sabem falar. Eles querem ser vistos. E, sempre, sermos observadores sensíveis aos gostos e preferências individuais.

Devaneios de uma main

Tem dias que quero fugir. Me pego pensando em como seria um final de semana sem filhos. Beira na piscina, um drink e um bom livro pra ler. Paz, sombra e água fresca. Aí ouço risinhos dentro do meu próprio devaneio. Ouço ao longe gargalhadas de alegria, bracinhos agitados jogando água pra cima. Até sinto as gotas da água molhando meu cabelo preso estrategicamente em um coque.

Me pergunto, de onde vem este barulho se estou sozinha, pelo menos no meu sonho? Ter filhos está tão internalizado que eles estão presentes até num sonho de um fim de semana tranquilo de fuga. Fugi do lugar, mas eles vieram junto. Afinal, vou fugir de mim mesma? Arrumo o coque, fecho o livro e pulo na piscina. Me rendo aos sorrisos e vou me juntar a eles. Molho o corpo todo, inclusive o coque. Será que estive sozinha por algum momento?

Ida para a escola

Ida à escola ou volta às aulas sempre suscita muitas emoções na família toda. Decisão tomada, mãe segura, ainda assim há um processo de adaptação envolvido neste momento. Procurar um local limpo, não importa se grande ou pequeno, com dedetização em dia, com janelas grandes para que o ar circule e evite o contágio por vírus é fundamental. Seja claro sobre o que você espera da escola e ouça o que eles têm a dizer. Uma relação é sempre via de mão dupla.

Não se trata do dinheiro, mas sim do seu bem mais precioso. Tenha claro a linha pedagógica da escola. Sim, mesmo para bebês existe uma linha pedagógica. Pergunte quais são e como eles conduzem as atividades. Pergunte sobre a formação dos profissionais que vão ficar diretamente com seu filho, mas, sobretudo, olhe nos olhos deles e sinta que seu filho será bem acolhido. O coração da mãe precisa ficar em paz para que este processo seja mais leve. É importante que a escola veja seu filho como um indivíduo, único, que estejam disponíveis para entender seu filho e recebê-lo da melhor maneira.

Lembro a primeira vez que entreguei a Maya para a tia na escola. Eu desabei no choro. Um choro de medo e alegria. Um choro de entrega. Meu bebê estava sendo entregue para o mundo naquele momento. Um dia muito simbólico nas nossas vidas. A adaptação é fundamental. Na nossa cabeça, não conseguimos entender que alguém pode entreter, trocar, alimentar, acalmar e criar laços com nossos filhos, apesar de estar segura com a decisão e ter me preparado para aquele momento. Parece que não vai dar certo, mas vai, mãe. Se acalme. Permita que as tias encontrem seu jeito de lidar com seu bebê. Você e ele saíram do casulo e ele está se relacionando com outras pessoas. São novos cheiros, ruídos, cores, pessoas e formas de lidar com ele. Imagine sair da sua zona de conforto e ter que lidar com tudo isso de uma vez? Para nós, adultos, já é difícil. Imagina para um bebê, que até então tinha mamãe e papai disponíveis no aconchego do seu lar.

Mesmo segura, você ainda vai olhar o celular o tempo todo. Seu coração vai apertar quando o número da escola ligar (me lembro da primeira vez, faltou até o ar!). Você vai pedir por informações durante o período em que seu bebê estiver lá (salvei o zap e a possibilidade de receber fotos e informações sobre a minha pequena!). Seu coração de mãe ainda vai fraquejar no começo quando alguém soltar um: tadinha, tão pequenininha e já vai pra escola. Ela vai ficar doente lá. Sim, provavelmente vai, mas não sou daquelas que cria o filho dentro de uma bolha. Se ficar doente, como já aconteceu, vamos cuidar e seguir o baile.

Hoje Maya tem dois anos e me sinto bem tranquila e segura. E ela também. Mas todo recomeço é um novo começo. Parece óbvio, mas não. Serão novas tias, novos amigos, novas dinâmicas e propostas. Posso apenas torcer para que as profissionais que vão ficar com minha filha saibam que não há bem mais precioso que nossos filhos. Que sejam acolhedoras e disponíveis. Que saibam que a interferência na vida dos nossos filhos é decisiva. É a relação deles com o mundo externo.

A escola nunca será igual à nossa casa, que bom! Foi justamente por isso que procurei a escola. Que tenhamos um novo ano escolar de muitas descobertas, carinho, trocas e, principalmente, empatia.

Feliz Dia para quem dá o seu melhor todo dia

Se você soubesse quão maravilhosa você é por tentar.

Por levantar todos os dias disposta a cuidar, educar e amar.

Por vencer o cansaço, a dor, a preocupação.

Por não se abater com o não.

Se você soubesse a beleza que é seguir seu coração e sua intuição, talvez você tivesse dimensão da sua imensidão.

Se você soubesse que você é maravilhosamente imperfeita.

Que há força no seu choro e na sua culpa diária quando se pergunta "será que eu vou dar conta?"

Sua onipresença demonstra toda sua potência. Você pode nem mesmo estar, mas seus filhos sentem a sua presença.

Se você soubesse o poder que tem por comportar mais de um coração, você até se acharia uma super-heroína.

Se você soubesse como equilibra com graça o caos da vida diária talvez recebesse uma medalha.

Você tem o super poder de tirar um sorriso de uma cara emburrada, de curar dodói com beijo, de trazer paz num abraço.

Seus poderes são infinitos. Você transforma o que tem na geladeira em refeição completa. Lençol em fantasia. Inventa histórias sem pé nem cabeça.

Você é casa e seu abraço é morada.

Você anda na corda bamba da vida com a força de um equilibrista.

É profissional, médica, psicóloga e recreadora. Você é multifacetada. Nenhuma profissão abarca tantas habilidades quando ser mãe de verdade.

Até errar faz parte da sua arte. Imagina ser perfeita? Não te desejo perfeição. Ser frágil também mostra toda sua beleza.

Desejo que possa se olhar no espelho e admirar a força que tem seu maternar.

Do seu jeito. No seu caminho.

Feliz Dia das Mães! Você é maravilhosa por ser a mãe que é. Você é maravilhosa por tentar.

O Natal com filhos

Já amei o Natal, esperei pelo papai Noel, espiei a sala a noite para ver ele chegar. Já duvidei, já questionei, já odiei o Natal. Sim, de sonho ele se transformou em um período puramente capitalista em que as pessoas são falsas e precisamos ver aqueles parentes chatos com perguntas inconvenientes. Adolescente, sabe?

Fui amadurecendo e o espírito do Natal foi me contaminando novamente. Fui percebendo que, além da compra de presentes, é tempo de avaliar nossas atitudes, rever relações, resgatar algumas delas, ser útil e fazer o bem como podemos, mas, principalmente, de sonhar.

Aí me tornei mãe e o espírito do Natal me tomou de vez. Quero montar a árvore logo, deixar a casa no clima para receber o Papai Noel e os bons sentimentos, escrever cartas para o Bom Velhinho, pensar nas pessoas importantes para mim e minha família e agradecer.

Com a chegada dos filhos é impossível ficar imune ao Natal. Nossos filhos fazem até isso por nós: nos dão uma nova chance de gostar do Natal. De cultivar os sonhos e a fantasia. De assistir filmes bobos de sessão da tarde com renas, trenós e duendes e se sentir genuinamente feliz. Viver o mundo irreal para que o real fique mais agradável e terno.

Se contaminem com o Natal e permitam que seus filhos vivam esta fantasia tão rica. Estimule o mundo imaginário, saiba a agenda da Parada de Natal e dos caminhões iluminados. Coloque cenoura para as renas se alimentarem, troque cartas com o bom velhinho, encha a casa de cacarecos de Natal.

Vá às cantatas e corais natalinos e tire foto com as mais variadas árvores de Natal. Permita que seus filhos tenham memórias afetivas deliciosas deste período do ano. Abrace as pessoas e agradeça algo que elas tenham feito de bom para você durante o ano. Escolha uma receita para repetir todo Natal e torná-la tradição de família. Adote uma cartinha com o pedido de alguma criança.

Faça um trabalho voluntário mesmo que só nesta época do ano. Não importa. Isso não vai mudar o mundo, as desigualdades, a economia, ou tudo o que há para mudar, mas vai tornar o Natal de alguém menos difícil. Vai mudar o seu mundo e do seu filho. Vai fazê-lo acreditar em sonhos, vai fazê-lo ser alegre, empático, criativo. Acreditar e viver o Natal não te torna tolo, te torna mais terno.

E o mundo precisa de pessoas mais ternas para ser melhor.

Primeiro filho e segundo filho

Primeiro filho maltrata. Os medos começam na gravidez e não param nunca mais. É medo de não sentir mexer, medo de dor, medo. Há alegria, claro, mas a inexperiência faz a gravidez ser mais tensa. Até o enxoval é motivo de impasse. Será que esse carrinho é bom? E vai a mãe ler todas as resenhas de carrinhos na internet. Compro mais body e calça? O parto traz também muitas questões. Coração fica pequenininho. Será que vai dar tudo certo? Meu bebê vai nascer saudável? O leite que demora a descer. A mente da mãe de primeira viagem é um trevo.

Quando o bebê nasce, mais tensão. Receber aquele pequeno pacote e mantê-lo vivo parece muito mais difícil do que imaginamos. Lembro quando Maya nasceu, fui ao pediatra toda semana. A insegurança atormentava muito, os palpites também. Por isso eu lia, estudava. Às vezes até demais. A gente vê problema onde não tem. Cocô tá mais amarelo hoje, será que está normal? Tira foto e põe no grupo de mães. Se apertar um pouco, manda pro pediatra. Imagino a quantidade de fotos de cocô que eles devem receber.

Segundo filho te liberta. A gravidez flui. Não há tempo de se prender a tantos detalhes. Os meses passam muito rápido. Segundo filho é sobrevivente. Sobrevive a um ritmo mais acelerado, pois o medo não nos paralisa. Segundo filho te liberta de bobagens como a roupa de saída da maternidade cara.

Segundo filho herda roupas, o carrinho é o que tem. O quarto vai ser montado em cima da hora, a mala da maternidade também. Sobre o parto, já sabemos o que esperar. Sabemos que o leite pode demorar a descer. Sabemos como amamentar. Segundo filho flui. Você usa lenço umedecido pra limpar. A culpa bate mais gentil. Segundo filho dorme no barulho, com o primeiro gritando. Você não fica observando a respiração enquanto ele dorme. Você respira. Não tanto por falta de tempo. Mas, o segundo filho te liberta. Te empodera. Daqui que eu sei o que fazer com meu filho. Segundo filho te dá leveza. Que bom poder passar por tudo isso com outros olhos. Obrigada pelo privilégio de ser mãe de dois.

Mãe de menina

Quando descobri que estava grávida de uma menina, tive medo. Medo por ter que lidar com alguém que me faria revisitar minha relação com minha mãe e "consertar" algumas coisas, sabe? Medo por ter que lidar com uma igual, mas diferente. Algumas mães sonham com filhas mulheres pela relação de amizade, carinho e parceria que tiveram com suas mães. Eu tive que criar isso com a minha filha. Encontrar um caminho em que eu possa entender, respeitar e empoderá-la. Fazer diferente.

Assustou no começo. Assusta até hoje. Me vejo nela, mas não quero repetir algumas posturas. Me vejo nela e sei que algumas interações doem. Me vejo nela e quero fazer diferente. Me vejo nela, mas me esforço para vê-la também. Ela não tem que ser igual a mim. Ela não tem que parecer comigo. Podemos dividir alguns traços de personalidade: temos fome de vida, queremos aproveitar o dia integralmente, gostamos de participar de tudo e somos comunicativas. Mas, ela tem suas particularidades. Ela tem sua jornada, que é diferente da minha.

Ela fará suas escolhas. Cabe a mim reconhecê-la, apoiá-la e deixar que ela encontre seu caminho. Obrigada, filha, por me permitir mergulhar dentro de mim, encarar meus medos e enfrentá-los. Obrigada por ter permitido conhecer minha melhor amiga há dois anos e meio. Quero ser sua parceria e cúmplice. Quero que você me busque sempre que quiser, e quando não quiser saberei respeitar e deixar que busque seu caminho. Estarei aqui por você. Vou ressaltar suas qualidades sempre e te dizer onde é preciso melhorar. Não quero impor modelos de comportamento.

Quero apenas que respeite às pessoas. Não sou sua rival, não sou você, não quero que você seja igual a mim. Quero que você seja você. Isso é o melhor que posso fazer por você. Obrigada por me ensinar isso. Você não veio ao mundo para me agradar ou ser meu espelho. Você veio ao mundo para ser você. Cabe a mim apenas estar ao seu lado. Obrigada por esses dois anos e meio em que o medo se desfez. Hoje há gratidão pelo desafio. Obrigada, minha melhor amiga.

Um número e um medo

Ali na balança, todos os meses, aparece um número. No primeiro mês pode ser a cada semana este acompanhamento. O ganho de peso é um dos indicativos de que o bebê está se desenvolvendo bem. Mas este número tem um peso mesmo é para a mãe. Principalmente a mãe que amamenta. Fica implícito que o "meu leite" está sendo suficiente para o meu bebê ou não. E isso pesa nos ombros da mãe. Principalmente na mãe de primeira viagem. Lembro como se fosse hoje o dia em que levei a Maya ao pediatra com 18 dias de vida e ele disse sem nenhuma cerimônia e empatia à mãe recém-parida: ela não está engordando como deveria. Vamos ficar atentos. Já leve a receita do complemento. Essa fala foi um golpe, saí do consultório apavorada. O que eu estava fazendo de errado já que eu tinha tanto leite que molhava minhas blusas?

Entrei em uma cobrança profunda. Me desestabilizei emocionalmente, mais do que o puerpério já faz. Só de pensar que eu não conseguia suprir minha filha eu chorava. Até que resolvi procurar uma consultora em amamentação que me acolheu como uma mãe, me orientou, me acalmou e me empoderou. Ela salvou minha amamentação. Eu insisti, corrigi minha rota, tive apoio do meu companheiro e segui com a amamentação exclusiva.

Mês seguinte, eu já havia mudado de pediatra. Consulta indo bem, chegou a hora da balança, eu já com frio na barriga e a mesma falta de empatia: ela está engordando 18g por dia. O mínimo é 20g. Novamente me desestabilizei. Eu, que estava lutando bravamente. Volte daqui 15 dias. Voltei na consultora, que novamente me acolheu. Não havia nada de errado com a minha amamentação, pega, posição. Meu bebê se desenvolvia bem. Não havia nenhum sinal de alerta. Eram apenas 2g por dia que estavam tirando meu sono? Seguimos. Mudei de pediatra de novo. Maya passou a engordar mais e vencemos.

Amamentei ela até quase dois anos. Mas, a cada pesagem, eu revivia o fantasma do peso. Hoje, com Benjamin, tudo é diferente. Eu tenho informação, argumentos, estou emocionalmente segura. As coisas fluem. A balança não me assusta mais. Confio em mim e no meu leite. Se os médicos soubessem o peso das suas palavras, teriam mais leveza e empatia para falar com uma mãe recém-parida. A maternidade já é um grande peso. Que encontremos uma rede de apoio para dividir este peso e nos encorajar. Aquele número não diz sobre a mãe que você é.

Rock and Roll

Se há um ritmo que serve de trilha para a maternidade e a paternidade é o *Rock and Roll*. Diz-se que o *Rock and Roll* surgiu combinando vários ritmos. Influenciado pelo Blues, R&B, o Gospel, o Country e o Jazz, o desenvolvimento do *Rock and Roll* foi um processo evolutivo. É como ser pais: cada um traz sua cultura, carrega suas características próprias e sua batida para, juntos, evoluírem.

O *rock and roll* não é um ritmo só, é um caldeirão de influências e sons, assim como ser pai e mãe. A batida do rock é essencialmente um *Blues com Country* com contratempo acentuado. Na batida da vida diária de mãe, os contratempos são frequentes. Arrisco dizer que os contratempos são mais frequentes que a própria normalidade.

Umas das maiores influências do rock é o blues, que nasceu de um sentimento de melancolia, um dos estados de humor que nos acompanham durante nossa jornada de mãe. Um das características fundamentais do jazz, outro ritmo em que o rock bebe na fonte, é o improviso, e se há algo que ser mãe nos exige é lidar com os improvisos. Somos mestres nesta arte.

Em tradução literal, *Rock and Roll* significa "balançar e rolar", começamos a maternidade balançando e seguimos por ela rolando e dançado, assim como dançar um bom e velho rock. *Rock and Roll* é atitude, é improviso, é evolutivo. Ser mãe é *Rock and Roll*. Todo dia é dia de rock, bebê.

Ao Pai que está tentando

O pai que queremos para os nossos filhos está tentando se encontrar. Não estou falando dos homens que se escondem atrás de uma cultura machista de anos e que não oferecem presença ou sequer o nome na certidão de nascimento. Nem aqueles que negam suporte financeiro e aparecem a cada 15 dias para exibir as crias para os amigos.

Estou falando do pai que é presença. Que erra, como nós, mães. Este pai merece reconhecimento e compreensão. Este pai está tentando, todos os dias, lutar contra uma criação que o moldou para ser o chefe da família, o provedor, o forte e que nunca desmorona. Esse pai está aprendendo a fazer penteado de princesa e se preocupando se o cocô está mole.

Este pai opina sobre a roupa, acha que tem que colocar meia porque tem um ventinho batendo e faz comida para agradar a filha. A este homem, é preciso dar crédito, espaço e deixar que erre. Ele quebra paradigmas diariamente ao exercer essas tarefas. Como escolher junto o enxoval. Sim, ele precisa opinar sobre tudo. É preciso que ele se torne pai. Na mesma jornada de construção em que nos tornamos mãe.

Esse pai se angustia, chora e sofre com a febre. Se assusta com a queda. Ele está lá no pesadelo, lutando contra os monstros da filha. Ele é gentil, ele acolhe, mas, em alguns momentos, a dureza da criação social o visita. Nestes momentos é preciso respirar. Porque ele precisa todos os dias escolher a gentileza, o abraço carinhoso, a presença, mesmo que não tenha sido criado para isso e que o seu trabalho roube momentos preciosos. Ele precisa de ajuda.

Este pai merece crédito, acolhimento e compreensão. Ele não precisa ser desencorajado pelas combinações desconexas de roupa que escolhe para os filhos. Ele não precisa ser tolhido das decisões para com os filhos. Ele não precisa ser julgado pelo grito, que nós mesmas, em algum momento, damos. Esse pai se estressa quando vai colocar a filha para dormir e demora horrores, como nós. Ele precisa ser abraçado para abraçar seus filhos. Saber que sua presença é esperada, querida e valiosa. Ele merece confiança e incentivo para vestir seu papel de pai. Ele precisa saber da sua importância nas decisões e como elas impactam na educação e futuro dos seus filhos. Ele merece um Feliz Dia dos Pais.

A todos que querem tomar para si a figura do pai, meu abraço. Essa decisão pode ser a cura para você, seus filhos e a sociedade. Persista!

Obrigada ao pai dos meus filhos por tentar todos os dias.

O segundo filho

Estar grávida do segundo filho provoca sentimentos contraditórios. Você sabe o que vai acontecer no seu corpo: as dores, as expansões, as fisgadas, os enjoos e as tonturas. Isso não vai mais te assustar. Para umas, será mais intenso que para outras a segunda gravidez. Por isso todas falam: cada gravidez é uma gravidez. E isso é real. O que também é real é o cansaço que será potencializado. Mas, para as mudanças corporais, a gente já tem certa memória para enfrentar.

A segunda gravidez mexe com a cabeça. E sabe aquela pergunta que você secretamente fazia na primeira gravidez "será que eu vou dar conta?"; nessa o pudor vai embora e você pergunta em voz alta mesmo: "como eu vou dar conta de dois????", com vários pontos de interrogação mesmo. "Como vou fazer pra continuar a dar atenção para o primeiro, cuidando do bebê que está chegando?" "Que loucura! Como vai ser isso?" Se as idades forem próximas, então, as dúvidas podem deixar você bem sensível.

A sensação do "vai começar tudo de novo", com um misto de saudade e com a experiência de quem já passou por isso e sabe que será arrebatada por um novo furacão, assusta. Assusta porque tudo será em dobro agora. Atenção, dedicação, doação. Vai até passar pela sua cabeça um: "será que vou amar os dois igual?" A eterna dúvida velada das mães de mais de um.

As mudanças hormonais vão passando e as coisas vão se encaixando. Você percebe que a demanda será em dobro, mas que o amor também vem dobrado. Que os sorrisos serão multiplicados, que a casa terá aquele cheiro de novo de bebê e energia de uma criança. Uma casa cheia de caos e vida. Mesmo que você pense: "como eu vou fazer com o bebê dormindo e a outra criança correndo e gritando, cheia de energia?", você entenderá que vai dar conta. É um caminho sem volta, mãe. Seu coração agora, que já não é mais só seu, terá mais uma morada. Seu coração terá mais uma casa. E a capacidade de expansão do seu corpo nem se compara à capacidade de expansão do seu coração.

Dividir o colo

Aprender a dividir colo rasga a mãe por dentro. A mãe quer colocar todos pra dentro do abraço, mas nem sempre dá. E isso machuca a mãe.

Quando chega um outro filho, o colo que antes abrigava um precisa crescer e os braços multiplicarem.

Enquanto um mama, o outro quer colo. É só o bebê estar no colo que o mais velho exige seu espaço. Aí, é mãe se contorcendo pra abrigar os dois, porque tem horas que colo de pai não serve. A mãe se desdobra, a mãe se dobra, faz malabarismo, vira contorcionista de circo.

A mãe se quebra pra expandir. Mais uma vez, a mãe se parte para nascer a mãe de dois e lidar com outros tantos sentimentos que nunca imaginaria. Preciso dar atenção igual para os dois. Não posso privilegiar ninguém. Eles não podem achar que gosto mais de um do que do outro. Mas, eu gosto? E eu, onde fico nessa história? Preciso cuidar de mim também e agora tenho menos tempo ainda.

Se eu puder dar um conselho para as mães de mais de um filho, eu diria: não queira abraçar o mundo. Um dia um vai precisar mais de você. No outro, será o outro. Seu colo não precisa abraçar os dois o tempo todo. Você precisa aprender a priorizar. Ter tempo de qualidade com o mais velho, nem que seja o tempo de montar um quebra-cabeça. Você não vai dar conta de tudo sempre, mas vai dar conta. Entende? Viva um dia de cada vez. Um abraço de cada vez. Não se cobre tanto para estar presente em tudo, para todos. Ser fonte de amor de dois, três, exige, cansa, mas expande.

Você vai aprender a dar mais espaço para outras pessoas construírem relação com seus filhos. Para dar os braços quando os seus não puderem. Permita, confie. Seja uma mãe possível. Você não está abandonando ninguém

Seu colo sempre estará lá, esperando um e outro. E, de vez em quando, os dois quando der, por que não?

Mãe bombeiro

Se há uma profissão que definiria bem a mãe é bombeiro. Mãe apaga fogo o dia inteiro. Das pequenas chamas às labaredas. Mãe acorda apagando fogo do filho que está pulando na cama e o pai está bravo. Ou do irmão que acordou o outro. Ou do irmão que pulou em cima do outro. Mãe corre com filho no colo com a fralda parecendo uma bomba. Joga filho na água. Pronto. Filho limpo, tudo fica bem. Fica?

Silêncio e ouve-se um grito. Mãe sai em disparada e nem precisa de caminhão vermelho. Encontra filho caído, joelho machucado aos prantos. Mãe faz os primeiros socorros e dá beijo que cura. Ufa! Não é nem hora do almoço. Almoço? Filho está aos berros porque não quer comer. Mãe senta, pega no colo, conversa, negocia, consegue umas três colheradas e mais uma fogueira apagada. O bebê chora de fome e a mãe corre em disparada. Põe no peito e acalma. Fogo controlado.

Um quer assistir desenho, o outro o jornal, o bebê quer atenção. Não sei quem grita mais alto. Mãe conversa, convence e acalma. Parece que joga água pra cima e esfria a temperatura do ambiente.

Hora da soneca. Tudo fluindo, parece que todos estão caminhando pra soneca, inclusive a mãe, e ela ouve uma buzina lá fora. Sai em disparada pra evitar que algum desavisado aperte a campainha e cause um vulcão. Mãe não apaga só fogo, mãe previne altas temperaturas. Quando a criança está irritada, mãe tenta evitar que o pavio curto estoure. Então rebola para que, com sua mangueira de carinho e aconchego, acalme os ânimos.

Bombeiro exerce trabalho pesado, precisa estar atento. Mãe também. Quando está no banheiro, é um olho aqui e outro na criança pra não causar nenhuma chama. Quando sai e o celular toca precisando da sua presença, mãe chega mais rápido que ligar pro 193. Um dedo cortado, um berro do outro lado e mãe não dirige, voa. É tanto risco, que mãe devia ganhar salário com adicional de insalubridade. Mãe apaga fogo o dia inteiro. Nem bombeiro faz tanto salvamento. Nenhum lugar do mundo é mais seguro que seus braços. Às vezes, mãe sai queimada, não tem problema se acolher e curar suas feridas. Bombeiros precisam de descanso e mãe também. Até o próximo salvamento.

Ser quem eles são

Já me disseram que ela é impossível, como se existisse criança possível de três anos. Possível de que?

Já pensei que ela fosse agitada demais, concentrada de menos, inquieta demais, delicada de menos. Já achei que ela tivesse hiperatividade. Acionei os doutores da minha cabeça e do senhor Google para explicar a fonte inesgotável de energia que brota de dentro dela. Suave como um vulcão. Tranquila como um vulcão.

Já cometeram o disparate de dizer que ela não sabe dividir e não é boa em grupo. Qual criança de três anos tem o ego bem resolvido? Nem nós adultos temos, muitas vezes. Já achei ela esperta demais pra idade. Fantasiei sua personalidade, atribuí características baseadas a mim e ao pai. Ou à avó. Ou ao signo. Ou até ao nome que recebeu.

A verdade é que ela é o que é. Veio como deveria. Com personalidade única e indissolúvel. Nossos filhos não são mais nem menos do que pensamos. São apenas eles mesmos. Aceitá-los e amá-los é o único caminho possível. Tentar colocá-los em caixinhas de comportamento: agitado, teimoso, mandão, desatento, só nos distância de amá-los integralmente. Nossos filhos têm uma fórmula única, são o que são. Nem mais, nem menos. Compará-los, analisá-los, diminuí-los ou super estimá-los nos afasta.

Amá-los como são, na sua autenticidade, é revolucionário e libertador. Amá-los como são é o único caminho possível para o amor fraterno: aquele que aceita. Eu te aceito, Maya. Com todas as suas hipérboles e eufemismos. Com suas forças e fraquezas. Não quero te encaixar, quero te "desencaixotar" pra ser o que é. Eu quero te amar todos os dias pelo que você é. E esse é o maior amor do mundo. ❤

O pingente de bonequinhos

Quando eu era mais jovem olhava para as mulheres que usavam esses colares com bonequinhos com uma cara bem desconfiada. Achava até pretensioso exibirem com tanto orgulho aqueles bonequinhos que contavam que eram mães. Elas usavam aquele colar com tanto orgulho, com tanta altivez que eu, sem ser mãe, não poderia entender mesmo.

Eu não queria ser mãe quando era mais jovem. Pensava que não era pra mim. O tempo foi passando e o desejo de ser mãe bateu forte e decisivo. Se não bastasse um filho, sou mãe de dois. Uma menina e um menino, e hoje entendo o porquê daquela altivez toda em carregar o colar com bonequinhos. O orgulho em exibir para todo mundo que carrego no peito esse amor profundo e visceral. Quero que notem meus bonequinhos. Que perguntem: "Você tem filhos?"; "Como eles se chamam?"; "Qual a idade deles?", para que, assim, eu possa falar com desenvoltura sobre a minha filha. Em como ela é esperta e carinhosa. Como ela adora se vestir de princesa e é uma menina de opinião forte, mas doce. Em como ela é corajosa e adora tangerina e feijão preto. Em como ela se expressa bem.

Quero contar sobre o meu bebê: suas gracinhas, falar dos seus barulhinhos, que aprendeu a girar, e falar da melhor risada que eu já ouvi na vida. Da paz que sinto quando estou com ele.

Quero contar que expandi meu coração. Que essas crianças são minha luz, minhas alegrias, meu desafio diário e minha paz. Quero contar sobre como tenho aprendido a não julgar outras pessoas, principalmente outras mães. Que tento ser melhor todos os dias por eles. Quero dizer que, apesar do cansaço e da trabalheira, eu nunca me senti tão plena. Tão assustada por criar seres humanos, mas tão comprometida com a humanidade.

Quero dizer que estou no lugar que eu gostaria de estar mesmo sem desejar antes. Que meu coração é casa, abrigo e morada. Que meus braços carregam um mundo melhor para o amanhã. Sim, agora entendo o porquê de carregar esses bonequinhos com tanto orgulho e altivez. Eu carrego a joia mais bonita que existe. Carrego meus filhos no peito, com aquele mesmo olhar que eu via. Agora eu entendo. Agora sou mãe.

Mãe tá sempre devendo

Mãe tá sempre devendo algo. Seja resposta, atenção ou dinheiro. Olha o celular, é aquela amiga perguntando como estão as coisas, mas aí alguém grita, chora, faz cocô e tantas outras situações do dia a dia. Mensagem lida, respondida mentalmente, apenas, e mãe fica devendo resposta. Às vezes, a mensagem será respondida no dia mesmo, altas horas da noite, quando as crias dormem. Mas pode ser que ela seja respondida dias e até semanas depois. As demandas atropelam e mãe fica devendo. Mãe deve a si mesma muitas respostas.

Mãe tá sempre devendo atenção, porque faz mil coisas ao mesmo tempo. Atende telefone, cozinha e tem alguém no colo. Mãe está ali, mas está em outros lugares. Às vezes, a presença não quer dizer atenção. O foco da mãe tem que ser sempre muito aberto e pode falhar. Está no trabalho pensando nas coisas de casa. Está em casa e lembra de algo do trabalho. Mãe, tá sempre devendo atenção para alguém ou para ela mesma. Ela deve atenção a si mesma tantas vezes.

Mãe tá sempre devendo dinheiro para alguém. É o favor que pediu para pegar a saia pra filha em uma loja, porque não tinha tempo, e não pagou. É para o banco, porque quis comprar algo para os filhos que custava mais do que tinha. Mãe deve dinheiro para ela mesma, quando não compra o que quer e precisa para dar algo para os filhos.

O que mãe nunca deve é se cobrar. Isso mãe não deve. Mãe faz o melhor que pode sempre. Mesmo devendo tempo, atenção e dinheiro para o mundo, mãe não deve amor, dedicação e disposição. Isso sobra para a mãe. Sempre. Mesmo que, às vezes, ela se culpe por achar que deve.

Pais também erram

Escrevo este texto para eu mesma ler. Não é um passa pano para pais, não. Me refiro somente aos que tomaram posse deste latifúndio que é criar filhos. Aos demais, não percam tempo.

Pais erram. Erram como nós, mães. Quando um pai trocar o bebê ou a criança e você achar que não ficou bacana, não caçoe. Incentive. Deixe ele se encontrar entre listras, flores e cores. Tirar sarro pode fazê-lo não querer fazer mais. E, ao invés de assumir mais tarefas, ele pode querer deixar de fazê-las.

Pais erram quando gritam. Quando perdem a paciência. Quando se alteram. Como nós, mães. A menos que você seja a encarnação do Buda por aí. Pais não têm a resposta para tudo, como nós, mães. Por mais sabichonas que somos, também não sabemos de tudo. Nem devemos querer saber. É libertador não saber. Permita que ele também não saiba.

Pais estão tentando. Se desconstruir de um machismo cultural enraizado tão profundamente exige que eles se quebrem para reconstruir uma nova figura de pai, muitas vezes bem diferente da que eles tiveram.

Pais erram e não precisam ter seus erros apontados a todo o momento. A maioria deles sabe que errou. Não critique suas atitudes a todo o momento. Se for fazer, não faça na frente das crianças. Eles ainda estão aprendendo sobre desconstruir a figura da autoridade. (Essa eu preciso ler 3x).

Pais estão como nós, mães, tentando se encontrar neste novo papel, nesta nova sociedade em que pai não é apenas provedor. Tentando equilibrar vários pratos. E, como nós, mães, nem sempre conseguem. Pais estão tentando encontrar a sua forma de fazer. Se é banho e jantar ou se a melhor ordem é jantar e banho. Deixemos que tentem. Que opinem. Que façam. Não permitir aos pais que tomem posse da paternidade, com seus acertos e erros, nos afasta do compartilhamento de tarefas que tanto desejamos.

Refletindo emoções

Hoje quando deitei com minha filha e a abracei enquanto dormia, senti nossa respiração no mesmo compasso. Ela ia e vinha no mesmo ritmo. Parecia que éramos uma só. Daí lembrei da semana difícil. De como me descontrolei com ela. De como ela, com apenas dois anos e meio, conseguiu me tirar do meu centro, da minha paz.

Digeri meu pensamento e percebi que não era bem isso. Na verdade, nossos filhos refletem nossos comportamentos e humores. Sim, o binômio mãe e filho é tão forte e poderoso que funciona como um espelho. Minhas dores refletem diretamente nela, minhas preocupações, minha agitação. Me lembrei das situações difíceis do começo da semana e de como perdi meu centro, meu ponto de equilíbrio e minha calma. Era comigo. Era meu estado de espírito que minha filha estava refletindo.

Pedi desculpas bem baixinho no seu ouvido e prometi que tentarei reagir de uma maneira mais tranquila, para que ela não sinta tanto. Não é nossa culpa eles estarem agitados. Não vamos criar vilãs e colocar mais culpa nos ombros da já culpada mãe. Mas, acreditar no poder da relação mãe/filho(a) é fundamental. Saber que somos espelhos. Que nosso estado de espírito reverbera nos nossos filhos: a dor, a angústia, a agitação, o medo, a alegria, a felicidade.

Ao sabermos do poder dessa conexão, temos a oportunidade de trabalharmos nossas reações e nossos movimentos. É difícil? Sim, muito! Problemas e situações difíceis vão acontecer sempre. Cabe a nós trabalharmos isso internamente para vivermos mais em paz com nós mesmos e com nossa família. Aprender a controlar o ritmo. Ter atenção à nossa respiração. Quando eu me agito, ela se agita. Quando me acalmo, ela se acalma. Quando eu deitar ao lado da minha filha, quero ouvir de novo nossas respirações no mesmo compasso. Equilibrar minhas emoções para sentir que podemos ser uma só.

Urgente é ser gentil

Você pisca o olho e eles cresceram. Queremos tanta pressa. Não vejo a hora da introdução alimentar. Tenho que fazer o desmame, esse bebê tá grande. Preciso tirar essa criança da nossa cama. Quando será que ele vai andar? Tá na hora do desfralde. Vamos correr com isso. Transferimos a cultura da urgência para os nossos filhos desde bebês.

Exigimos do bebê uma evolução tão rápida que nem mesmo nós temos. Não aceitamos um passo pra trás. Queremos que seja de uma vez. Quando encanamos com alguma fase, parece que ela demora mais. Traçamos estratégias, procuramos os últimos lançamentos do sem limite universo da maternidade, esticamos o olho para o que está acontecendo com o filho da amiga. Até chegamos a nos angustiar.

Aí vêm eles e nos mostram que é só esperar o tempo deles. Do amadurecimento neurológico, físico e emocional para evoluir a cada fase. De que cada criança carrega sua história. Pra que tanta pressa? Queremos criar filhos ou competidores?

Urgente é ser gentil. Urgente é respeitar nossos filhos. Urgente é saber que cada indivíduo é único. Urgente é entender que aprendizados levam tempo, inclusive para nós, adultos. Porque não seria assim com as crianças? Urgente é entender que nossos filhos podem crescer sem tanta urgência. Daqui a pouco eles estarão tão grandes e independentes que você vai olhar pro lado e pensar: nossa, passou tão rápido!

O maior amor do mundo: o amor próprio

Hoje falei pra Maya: sabia que eu te amo muito? Ela respondeu: sabia main! Aí o pai dela falou: eu também te amo muito. Sabia? Sim, pai, sabia. Aí ela nos pegou de surpresa e disse: eu me amo muito também! Com ênfase no muuuuito.

Essa manifestação de amor próprio me pegou em cheio! Que potência ouvir da minha filha de três anos que ela se ama. Que ela considera que seu afeto tem valor. E que o afeto direcionado a ela mesma é importante.

A partir do momento em que aprendemos a desenvolver o amor próprio, criamos a consciência de que ninguém é mais importante do que nós mesmos. Isso não é egoísmo. É saber o valor que você tem para si próprio e para o mundo.

O amor próprio está diretamente ligado à construção da autoestima e da autoconfiança e começa desde cedo. A forma e o tom de voz que se fala com o bebê recém-nascido. O dirigir-se a ele de forma respeitosa. O toque de acolhimento. Isso tudo vai ficando registrado na memória dos nossos filhos. Ter voz e ser levado em conta também.

Com o passar do tempo e, na certeza de que é amada e na confiança de que está cuidada, a criança se fortalece e enfrenta a sequência de acontecimentos e mudanças da vida a partir de uma autoestima embasada no afeto e na crença de que ela foi autorizada a crescer. Assim, ela se sente protegida mesmo longe dos pais.

Hoje, ao falar que amo minha filha e perceber que ela também se ama, me dei conta de quão importante é a dedicação de nós pais na construção de outro ser humano. Como eles podem ser mais equilibrados emocionalmente e capazes de tomar as decisões da sua vida.

Hoje, ao olhar pra uma menina de três anos que já se ama, eu penso: cada abraço vale, cada palavra de incentivo, cada carinho, cada validação de sentimento, cada situação em que fui respeitosa com ela. Porque, no fundo, é tudo sobre amor. E, amor próprio é a base de todas as relações que ela vai construir e como ela vai encarar o mundo. Hoje, ao ouvir que minha filha se ama, vou dormir mais feliz e tranquila. E não descuidar do mais poderoso amor que posso ensinar a ela. Se ame, minha menina. Você é digna de todo o amor. E o maior deles é o seu! ❤

Vai passar

Às vezes eu me esqueço de quem eu sou. Meus gostos, de ter um tempo só pra mim. A vida de mãe é um emaranhado de memórias, histórias, cheiros e gostos que não são nossos. Às vezes, faço macarrão parafuso porque a filha gosta ou tomo banho rápido no chuveiro para já aproveitar e dar banho no bebê. Assisto PJ Masks em vez de tentar começar uma série. Leio sobre Educação Positiva em vez do livro que parei no capítulo 1. Coloco a roupa com decote que fica mais fácil para amamentar, em vez da roupa que eu quero. Ando de cabelo solto porque a filha quer o aconchego dele pra dormir.

Minha identidade está em constante mudança por eles. Mas minha essência está ali, naquele reflexo que vejo no espelho. Posso não ser impetuosa como eu já fui. Posso ter algumas rugas e cabelos brancos que antes eu não tinha, mas me sinto feliz com o que vejo. Pausei séries, livros, encontros noturnos com os amigos, receitas difíceis, banhos demorados e noites de descanso reais. Mas, sou grata pela jornada que estou trilhando, afinal a vida é uma impermanência.

Ser mãe me dá a oportunidade de ter novos gostos e olhares. De provar. De ser outra mesmo sendo a mesma. De ser totalmente diferente do que eu era. Não é mais sobre mim. É sobre nós. Sinto falta de tempo pra mim? Claro, mas, se colocar na balança, sinto mais gratidão pelas novas memórias cheias de risos sinceros, choros sentidos, birras fenomenais e abraços apertados. Não é mais só sobre mim, é sobre ser casa, morada e abrigo. É sobre ser nós, ser plural. Sei que os momentos de paz virão novamente. Os banhos mais demorados, a comida quente, as roupas que eu escolher. Tudo é temporário. Inclusive este sentimento de falta de identidade. Vai passar e é importante que passe e vou poder olhar pra trás e dizer: valeu a pena!

Quando quero fugir

Outro dia me peguei repetindo (mentalmente) o que eu ouvi tantas vezes na minha infância: um dia pego as minhas coisas e saio por aquela porta. Não falei em voz alta, pois certas frases vão reverberar na infância dos meus filhos. Isso não quer dizer que eu não pense vez ou outra que eu queira sim fugir. Não é fugir deles. Não é fugir para não voltar. É fugir do cansaço e, algumas vezes, da responsabilidade de ser mãe. Não há nada que pese mais do que ser mãe.

Mãe é mãe até dormindo, quando consegue de fato descansar, o que não é o meu caso atual, mãe de bebê. Às vezes, ser mãe sufoca, assusta. É preciso planejar e pensar em cada hora do dia. Não pode faltar o iogurte de um. Tem que passar o colírio no outro. E as tarefas não param. É claro que quando há um parceiro(a) que compartilha as tarefas esse "peso" diminui. Mas ele existe. A figura da mãe está sempre lá e, geralmente, não se espera que ela erre ou se desespere.

Não quero fugir dos meus filhos. Às vezes, só quero fugir do cansaço, da rotina, das minhas próprias memórias, de tentar, errar e ter que descobrir outro caminho. Às vezes quero parar, respirar, e quase nunca há tempo, quase nunca há espaço ou chance. Por isso, muitas vezes, chegamos ao limite e temos a vontade de fugir. Sair correndo por aí, sem ter hora pra voltar. Sem ter o peso da responsabilidade de ser mãe. Às vezes eu queria ser só eu. Aí, fujo pro banheiro, para os meus textos, tento fugir pra dentro de mim.

Querer fugir não tira a beleza da minha maternidade. Querer fugir, às vezes, só me torna humana. Não é possível estar bem 100% do tempo. Ser mãe é se dividir, se quebrar e se rasgar em muitas. Em alguns momentos queremos ser só nossas. E tá tudo bem. Nessas horas, quando dá, pego o tênis e corro.

Quando não dá, fujo pro banheiro. Nunca deixei de amar os meus filhos. Querer fugir, às vezes, não me torna menos mãe. Pelo contrário, ao assumir minhas fragilidades, me acolho e me fortalece como ser humano para acolher melhor meus filhos e suas fragilidades. Às vezes, quero fugir, mas sempre quero voltar para os braços deles.

Amigas?

O olhar de um bebê acalma. Traz esperança e força. Quando a vida parece uma bagunça e eu tenho vontade de correr, encontro seus olhinhos curioso, ávidos por descobrir o mundo. Quando meus olhos encontram os seus, o silêncio se faz e dentro do meu coração brota esperança. Esperança de que eu tenho força e combustível para seguir. Tenho seu amor, sua completa adoração. Chega a ser sublime nossos encontro. Somos uma, composto por duas. Temos dois corações pulsando juntos, num compasso só nosso.

É incrível a capacidade dos nossos filhos de nos perdoar. Ando virando mostro (sim, mães perdem a compostura, acreditem, não somos santas). Aquela eterna briga para dormir da Maya, a coreografia quase que ensaiada de se mexer, rodar, girar, brincar com as mãos para o sono não tomar conta dela. Se tem algo no mundo da maternidade que me tira do sério é essa resistência que ela tem para descansar.

Quando tudo passou a culpa bateu forte, e, depois de algumas horas, eu cheguei perto dela e pedi desculpas por ter gritado e perdido o controle. Chorei. Ela falou: desculpas por que, mamãe? Como se nada tivesse acontecido e eu amargando aquela cena ainda. Eu relembrei o que tinha acontecido e ela disse: "não precisa chorar mamãe, tá tudo bem", e enxugou minhas lágrimas. Eu continuei: não gosto de brigar com você, a mamãe só está cansada, me desculpa. Ela, então, pegou o dedinho e me ofereceu com a seguinte promessa: amigas? Selamos nossa briga ali, com os dedinhos enroscados. Chorei mais ainda. Ela então falou: "agora vai descansar, mamãe. Pode descansar bem descansadinho."

Sabe, filha, sua capacidade de resiliência é muito maior do que a minha. Quem disse que maturidade vem com o tempo? As crianças são capazes de nos perdoar e seguir em frente muito mais rápido do que a gente, que, geralmente, fica digerindo dias alguma situação que pode dar origem às mágoas. Obrigada, Maya, por me ensinar tanto com tão pouco tempo. Admiro você. Amigas?

Uma versão melhor de mim

A maternidade pariu uma versão melhor de mim. Não defendo que é preciso ser mãe pra ser uma boa pessoa. Pelo contrário, defendo a maternidade por escolha e consciente. Mas, reconheço a força que este papel me trouxe.

Talvez uma força que já existia e nem mesmo eu conhecia. A maternidade potencializou minhas qualidades e trouxe novas habilidades. Exercer a maternidade não passa apenas por gerar um ser humano, mas por humanizar todos os seres com os quais você encontra. Depois de ser mãe eu tento criar um mundo melhor para meus filhos, para mim e para outras pessoas que nem conheço.

Ser mãe me faz pensar no coletivo. Me fez ter atitudes mais sustentáveis, mais humanas e empáticas. Não, não me tornei a Madre Tereza de Calcutá, admiro muito sua obra, mas estou longe dela.

No entanto, sou capaz de reconhecer que busco novas atitudes, mais conectadas com o outro e não só comigo mesma. Ser mãe abriu meus olhos para o indivíduo além de mim mesma. Expandiu minha percepção sobre ser. Me impulsiona a olhar ao redor e buscar soluções para problemas coletivos.

Ser mãe me revela forças e potências antes desconhecidas por mim. Ser mãe me desafia, me enche de energia, ao mesmo tempo que me esgota de cansaço. Mas me move. Que potência esse papel! Que alegria estar neste lugar.

Uma mãe possível

Tem dias que sou a mãe que almejo ser. Outros, nem tanto. É a alimentação que não é tão equilibrada, é a falta de paciência que me faz perder a linha. É falta de tempo e criatividade para a brincadeira. É o filho que foi dormir sem escovar os dentes. Tem dias que a rotina flui, o humor ajuda, os problemas nem têm tanto peso. Mas há dias que o cansaço bate, o humor não está dos melhores e faço o que posso.

Há dias em que choro por ter errado, faltado de alguma maneira e peço perdão enquanto eles dormem. Há dias de sol dentro de mim em que nada me abala e as coisas fluem. Seja nos dias difíceis ou nos mais fáceis, nunca falta amor. Nos dias difíceis, tenho feito exercício de me acolher, de me perdoar e ser gentil comigo mesma. Não sou a Mulher Maravilha, nem tenho essa pretensão, este ideal é utópico e perigoso. Minha meta é ser uma mãe possível, me aceitar como uma mulher que erra e acerta e que está em um processo de construção na maternidade. Busco ferramentas para entender sobre o desenvolvimento das crianças, me informar sobre métodos de educação, leio, menos do que gostaria, afinal falta tempo. Converso, troco informação. Falo das minhas fragilidades e ouço outras experiências. Meu objetivo é encontrar meu caminho na maternidade, sem fórmulas, receitas prontas ou imposições, sejam elas de quem forem.

Quero ser uma mãe possível e não um modelo. Quero ser gentil comigo, para ser gentil com meus filhos. Assumo minhas fragilidades, meus fantasmas, minha busca por ser melhor, mas me permito errar. Tentar ser uma mãe possível já é um grande passo. Podemos nos assumir como seres humanos e não seres sagrados e perfeitos. Mães erram, mães não têm a resposta para tudo. Mães cansam, se irritam e, algumas vezes, se desesperam. Mães são reais.

Ainda bem que são dois

Noite dessas, sentados à mesa, nocauteados pelos afazeres do dia, da casa, das crianças e do trabalho, meu marido olhou nos meus olhos e disse com uma sinceridade profunda: agora eu entendo por que tem que ser dois. Ele nem precisou me explicar o que ele havia dito, entendi na hora, sintonia leva a isso.

Ele seguiu dizendo: quando um não dá mais conta, o outro entra e assume e assim a gente consegue chegar ao fim do dia. Imagine ser pai ou mãe sozinhos? Por isso a dupla, por isso o compartilhamento, por isso a divisão. Ele falou e eu pensei: eu entendo e todos os dias penso nisso. Mas muitas mulheres, mesmo com companheiros, fazem o trabalho de duas pessoas, sozinhas. Não sei como elas dão conta e sinto por isso.

Quando há mais de um filho, esse compartilhamento de tarefas precisa ser ainda mais estabelecido. Enquanto um troca um, o outro limpa o outro. Pega a água pra um, o outro prepara a comida do outro. Acalma a raiva de um e o segundo faz o outro dormir. São tantas demandas, o dia nos engole, e, mesmo em dupla, chegamos ao fim do dia cansados, muitas vezes nos arrastando.

Aquele dia, nocauteados na mesa de jantar, depois de um dia longo e cheio de tarefas, foi a forma que encontramos de dizer um ao outro: obrigada pela parceria. Obrigada por aguentar o tranco quando eu peço arrego. Obrigada por assumir a bronca junto comigo. Obrigada por não me deixar sozinho nessa. Nos olhamos e falamos tudo isso sem falar. Sempre pensei: ainda bem que são dois para cuidar de um filho, dois ou três. Por isso, o casal. Senti gratidão por ter alguém ao meu lado que entenda exatamente o que é correr junto, lado a lado. Obrigada, marido. Ainda bem que são dois. E que este par é você.

Saber um pouco do muito

Talvez nada seja mais desafiador que a maternidade. Desde antes do nascimento de um filho começamos a pesquisar sobre uma imensidão de assuntos. Já li sobre parto humanizado, vernix e mecônio. Já passei pelo universo das informações sobre amamentação: pega correta, bico invertido, lanolina, confusão de bicos, sucção como necessidade afetiva, propriedades vivas do leite, imunidade, pasteurização, doação de leite materno, leite fraco (bláblá). Ouvi sobre uma tal da hora da bruxa, entendi muitas coisas a partir de leitura sobre exterogestação (que não é nenhum palavrão), sobre picos de desenvolvimento e saltos de crescimento para aguentar as mudanças de comportamento, o poder do colo e do aconchego. Já li sobre BLW, nutrição infantil, hábitos alimentares adquiridos na infância, IA (aqui não é inteligência artificial), alergias, desconforto intestinal, Manobra de Heimlich (já realizei, inclusive). Sei dos estágios da febre, manobra de ressuscitação (nunca se sabe né?) e os protocolos para queda e batida na cabeça (neste tema eu poderia ser graduada!).

Já li sobre constelações, encarnações, horóscopo, homeopatia, óleos essenciais, aromaterapia, o poder das ervas e dos florais. Já pisei nas águas do conhecimento da disciplina positiva, criação neurocompatível, comunicação não-violenta. Preciso me aprofundar em métodos como Montessori, Waldorf, construtivismo e bilinguismo. Musicalização e a importância do brincar estão num pedaço importante dessa lista. Já li sobre amadurecimento cerebral de um ser humano, ciclo circadiano, estágios de sono e isso ainda tira meu sono. Já pesquisei sobre desenvolvimento motor, sobre cada criança ter seu tempo, estímulo para fala, raiva, frustração e compensação. Sei um pouco sobre memória afetiva e dor de barriga.

Sei fazer massinha, biscoito amanteigado, juju e iogurte saudável. Voltei a montar quebra-cabeças, a perder a cabeça, a orar e aprendi a meditar. Me perdi e me achei neste caminho infinitas vezes. Me propus ser melhor e mais leve. Retrocedo e avanço diariamente. Essa tal maternidade poderia dar um status que nem PhD domina: através dela é possível estudar a vida. Entender melhor o ser humano, tentar ser mais humano e ajudar a conduzir melhores humanos. Nenhuma formação se assemelha a essa vastidão que a maternidade traz quando nos invade. Ainda vou correr um bom trecho. Ser mãe é nunca saber tudo, mas sempre saber um pouco do muito.

Eu sei que te disseram

Eu sei que já quiseram te dizer o que fazer quando seu filho chegou. Dá banho assim. Coloca meia no bebê. Não sai com ele no vento. Dá mamadeira que ele tá com fome. Eu sei que já te disseram que seu leite era fraco ou que você não conseguiria amamentar.

Eu seu que já te disseram que você é velha demais pra ser mãe. Ou nova demais. Ou deveria ter mais filhos. Ou menos.

Te disseram que você deveria ter investido na carreira em vez de ser mãe. Ou te cobraram ser mãe, afinal é a lei natural da vida. Eu sei que te julgaram por voltar ao trabalho depois da licença maternidade ou por resolver não voltar e cuidar do seu bebê.

Eu sei que quando você era pequena te diziam como se portar para ser uma boa menina. Que meninas não falam alto, nem dão risadas escandalosas.

Eu sei que já te disseram que você não podia usar vestido curto. Que você não fica bem de vermelho ou de cabelo loiro, ou vermelho, ou preto.

Eu sei que te disseram que você não deveria se vestir igual à sua filha, porque isso é infantil, "vai que seu marido não gosta".

Que você deveria se arrumar mais. Soltar o coque e se cuidar. Ou mesmo que você deveria usar menos maquiagem agora que é mãe. Eu sei que te disseram um monte de coisas. Algumas bobagens. Que quiseram te dizer por qual caminho seguir como mãe e mulher.

Mas, eu gostaria de te dizer que você pode escolher qualquer caminho. Que a vida é sua e o maternar é todo seu. Que antes de ser mãe, você é uma mulher e pode se amar em primeiro lugar. Que você pode gostar do que vê no espelho e que cada uma tem seu tempo.

Que você pode usar coque num dia e um belo vestido vermelho no outro e se sentir poderosa. Que sua filha pode também usar um vestido como você. E que juntas, vocês podem transbordar cumplicidade. Você pode ser a mãe que quiser ser.

O trabalho invisível

Existe um trabalho na vida da mãe que ninguém vê. Chamo ele de trabalho invisível. E ele ocupa muito da mente da mãe. Ele cansa, sobrecarrega se não houver divisão. Mas, como na prática ele não é uma tarefa, fica num universo sem dono. E quando não tem dono, acaba sobrando pra mãe.

Trabalho invisível é checar se tem fraldas para os próximos dias. Se tem o pão que um gosta e a fruta do outro. É, logo às 8h da manhã, pensar qual será o cardápio do almoço e se tem leite suficiente para a semana. Lembrar de comprar o remédio. Verificar se a roupa preferida da criança está lavada, senão pode acontecer uma guerra mundial.

Este trabalho é obscuro. Ninguém diz que é trabalho. Mas, ao final do dia, se você somar todas as pequenas providências, o tempo e o cansaço mental são enormes. É preciso saber se a criança tem o material para a aula do dia seguinte e uniforme. Ficar atenta ao calendário da vacina. Lembrar de marcar pediatra. É preciso checar se sobrou comida do almoço para o jantar ou se será preciso providenciar algo. É preciso lembrar que a fruta preferida do momento é a maçã. Que a pasta de dente tá acabando e que o tênis tá ficando pequeno. É preciso checar a promoção de fralda e não perder o desconto considerável de pijamas que mandaram no grupo de mães.

Providenciar o presente de aniversário da amiguinha e checar se tem ração para o cachorro. Ver que só restam três copos do jogo comprado. É preciso, preciso, preciso. O trabalho invisível massacra mais do que as tarefas diárias. Não tem fim, mas não é reconhecido. Ele previne crises de choro, tempestades e problemas maiores. É fundamental, mas ninguém vê. Minha sugestão é: anote TUDO o que foi preciso gastar da sua mente naquele dia. Só assim o trabalho passa a existir. E quando ele existe é possível dividir as tarefas. Não assuma tudo. É humanamente impossível, mesmo para a mãe. Ser super heroína é bom só nas histórias em quadrinhos. Centralizar tudo também não é inteligente. Delegue e confie. O trabalho invisível só passa a existir quando você der voz a ele.

Uma chuva de memórias

Criar memórias afetivas com os filhos é registrar no seu consciente cheiros, gostos, cores, experiências e sensações. Momentos como um banho de chuva podem marcar uma pessoa pelo resto da vida. Mesmo adultos, quando a água cair e a pessoa ver um enxurrada, ela será levada lá para a rua da sua casa quando criança, brincando na chuva.

Hoje choveu e, sem outra criança pra brincar, fui com a Maya pra chuva. Não havia ninguém lá fora. Só nós duas, a água e a nossa imaginação. Recorri à minha própria memória afetiva, trouxe minha criança interior para brincar com minha filha. Senti o cheiro de chuva lá do bairro em que cresci.

Surfamos na enxurrada, pulamos nas poças, atravessamos "rios". Transbordamos nós duas. Foi apenas meia hora de brincadeira na água. Ao deitar para dormir, sempre agradecemos pelo dia e dizemos o que mais gostamos daquele dia. Ela disse: eu amei brincar na chuva com a mamãe, papai do céu. Obrigada.

Obrigada, filha, por você volto a ser criança e te permito ser criança. Que em sua memória afetiva fique registrado este e tantos outros momento que vamos viver. Lá na frente, quando a chuva cair, já posso ver um sorriso no seu rosto.

O Primeiro Filho

Você me fez correr um trecho. Ser o primeiro filho não deve ser fácil. É um misto de quero tanto acertar com "o que eu tô fazendo?"

Quero pedir desculpas a você. Por todas as vezes que, por insegurança, eu exagerei. Por todas as vezes que perdi meu equilíbrio, pelas vezes que chorei ao te olhar e sentir medo. Medo de errar, medo de não saber o que fazer. O medo é companheiro das mães de primeira viagem.

Quero te dizer que você me fez olhar a minha sombra e isso não foi fácil. Olhei para mim mesma e enfrentei meus fantasmas. Você, tão pequena, provocou tanto em mim. Um turbilhão de emoções, de explosões, de angústias, chacoalhões e curas.

Quero te pedir perdão, por todas as vezes que perdi a paciência. Das vezes que me coloquei num pedestal e quis mandar em você a qualquer custo. Você me fez revisitar minha infância. Repeti modelos, porque era mais fácil e estava lá no meu inconsciente. Perdão pelas vezes que neguei meu abraço.

Mas quero, principalmente, te agradecer por me fazer mãe. Por me quebrar em mil pedaços e me reconstruir. Ser mãe de primeira viagem maltrata, mas constrói.

Primeiro filho é um experimento. Com o tempo, percebemos que para aprendendo a ser mãe a gente vai sendo. Encontrando nosso caminho. Descobrindo novas formas e nos ouvindo. Você me devolveu a fé e a intuição. E isso não tem preço. Eu e você já corremos um trecho. Que possamos andar lado a lado por todo o tempo que houver. Você tem um lugar aqui dentro só seu. Quem mais me ensinou na vida nasceu com um terço do meu tamanho. Você é gigante!

Eles crescem

Eles crescem e as noites em claro se vão. O cheiro de leite nas nossas roupas também. Eles crescem e se vão as dores nos braços por carregá-los e nas costas quando estão aprendendo a andar.

Eles crescem e se vão os passeios de carro para fazer dormir, a sujeira para comer e as muitas fraldas para trocar. Os brinquedos não. Esses só aumentam, não vou mentir. A bagunça também.

Eles crescem e o nariz cheio de catarro vai dando uma trégua, o almoço fica mais tranquilo, os desenhos na TV menos irritantes. Eles crescem e as palavras vão surgindo, a personalidade toma forma e quando vemos eles estão cheios de argumentos.

Eles crescem, mas só constatamos isso nas roupas que se perdem a cada inverno. Nas calças de pijama que ficam nas canelas e nós insistimos em negar para nós mesmos que o tempo está passando.

Serão nossos bebês pra sempre. Nas nossas memórias, permanece o cheiro inebriante de bebê recém-nascido, o toque da pele mais macia do mundo, o sorriso banguela mais encantador que existe, os cabelos desgrenhados mais charmosos e o olhar. Aquele olhar do amor mais sincero que vamos provar.

Eles crescem, mas ficam pequenos pra sempre em nossos corações. Pedimos para que cresçam e se tornem autônomos. Mas, quando eles crescem, dá uma saudade da vida que segurávamos nos braços e protegíamos de tudo.

Me reconhecendo

Somos tantos e tão vastos. Se alguém te disser que te conhece, pode conhecer uma parte de você apenas. Pode ter te conhecido antes da maternidade, por exemplo. Pode ter conhecido alguém que nem habita mais dentro de você.

Não somos só um. Somos um universo todo. Habitamos tantas peles, tantas fraquezas e tantas fortalezas que nem nós mesmos sabemos.

Na jornada da vida, temos tanto a descobrir sobre nós mesmos. Enquanto mães, esta descoberta é ainda mais pulsante e dinâmica

Acessamos tantos sentimentos. Por vezes nos recolhemos, ficamos na defensiva. Em outros momentos atacamos. Viver é um eterno retroceder e seguir. Ando retrocedendo um pouco por aqui. E isso não é problema. Constatar uma fase mais introspectiva não é fracassar. Pelo contrário, para se reconhecer e lidar com o que está mexendo com a gente e preciso ser forte.

Filhos, nossos heróis

Filhos são nossos heróis. Têm a capacidade de nos curar feridas emocionais. Nos fazem revisitar relações com nossos pais, o que nos dá a oportunidade de resolver algumas questões. Filhos têm o poder de curar pedaços nossos quebrados.

Filhos são nossos heróis, nos dão a chance de ver a vida pela segunda vez como se fosse a primeira. Cheiros, gostos e sensações podem ser novidade.

Filhos têm o poder da simplicidade e nos fazem vibrar por coisas banais. Os pingos da chuva podem se transformar numa festa.

Filhos têm o poder da ingenuidade e nos desnudam a todo momento. Filhos são nossos heróis e nos salvam da gente mesmo e das nossas dores. Filhos nos salvam do status quo e do mundo normativo. Filhos podem ser nossos heróis e nos dar uma segunda chance: de amar, de perdoar e de ressignificar.

Filhos têm poderes. Mas precisamos nos permitir ser alcançados por estes poderes. Ser arrebatados por todas as sensações a que eles podem nos apresentar. Obrigada, filha, você é minha heroína com ou sem fantasia.

(Escrito em um período em que a Maya só usava fantasia)

O corpo de antes

Eu quero falar sobre o corpo da mulher que foi mãe. Da mulher que se ocupou integralmente com a maternidade e todas as suas demandas. A mulher que se entregou à sua jornada. A mulher que não conseguiu encaixar na sua árdua rotina diária um tempo pra se dedicar ao seu corpo pós-maternidade. Ou mesmo a que não quis. Ou com aquela que se cobrou ou foi cobrada "volte ao corpo de antes". A que ouviu "não se descuide, não seja desleixada, senão seu marido te deixa. Filhos crescem e vão embora".

A você, mulher/mãe, posso apenas te dizer que seu corpo comportou vida. Que a sua barriga mole, às vezes com diástase, é a sua lembrança que seu filho ficou abrigado lá. Você não precisa voltar a ter o corpo de antes. Você não precisa ter o corpo de quando casou. Nos fazem acreditar que sempre é bom o que tínhamos antes. Eu não acredito nisso. Acredito que é bom o que sou agora, o que me tornei depois da maternidade. Isso inclui meu corpo: com uma barriguinha mole de mãe que não malhou, pernas com celulites, alguns vasinhos e braços moles.

Hoje, tenho um história no meu corpo e a respeito. Não quero ser outra pessoa. Claro que é importante se cuidar, praticar alguma atividade física que te dê prazer, saúde e disposição. Autocuidado é fundamental. Mas você não precisa de fórmulas mágicas e programas mirabolantes. Você não precisa ser o que não é mais. Sentir culpa porque aquela calça 38 não te serve mais. Largue a culpa, a cobrança. Não tente apagar suas marcas. Elas carregam sua história.

Você não precisa provar nada pra ninguém. Você nunca será mais a mesma depois da maternidade. Por que seu corpo seria?

Travessia

Eles são uma ponte.
A travessia mais difícil e recompensadora.
Eles são ponto de partida, sem chegada.
O caminho da transformação.

Lembro quem eu era antes de vocês.
Tenho boa memória. Era feliz e sabia.
Mas, depois de vocês, soube que poderia ser mais.
Mais inteira, mesmo em pedaço, muitas vezes.
Mais consciente, mesmo achando, em muitos momentos, que estava perdendo a consciência.
Mais alegre, mesmo que eu tenha chorado no banheiro.
Mais plena, mesmo que eu seja falha muitas vezes.

Com a chegada de vocês me tornei mais e gosto deste lugar.
É um lugar desconfortavelmente cheio de amor e caos.
Cheio de renúncias e conquistas.
Cheio de escolhas e perdas.
Cheio de conexão e assimetria.
Vocês foram meu botão para a expansão da consciência. Meu despertar para o outro e todos os mundos que este outro traz.
Obrigada por quem eu me tornei a partir de vocês.
Vamos seguir juntos nos conectando e transformando?

Para o segundo falta, mas sobra

O segundo filho nunca vai te ter por inteiro. É preciso dividir, compartilhar, se desdobrar. Você vai amamentar com o primeiro pendurado no seu pescoço. Vai ninar o segundo pedindo para o primeiro parar de gritar. Vai dar colo pro segundo, segurando o outro do outro lado.

O segundo é um lugar ingrato, muitas vezes. Quando o ciúmes do primeiro chega implacável, o segundo perde o colo. O primeiro vai testar, invariavelmente, seu amor quando o segundo tiver sua atenção. E, neste começo, você vai ceder pois seu coração dói. Aí, você entrega o segundo a outro colo.

O segundo vai herdar roupas, brinquedos, manias e hábitos da família. Quase nada será novo para ele. Mas, o segundo não precisa de nada disso. O segundo ganha uma mãe mais confiante e leve. O segundo traz a certeza de que tudo passa e passará. O segundo ganha mais gentileza nas decisões, mais jogo de cintura e tranquilidade.

O segundo ganha uma mãe mais intuitiva, menos atingida pela palpitação. Para o segundo, o que falta em exclusividade, sobra em gentileza. Falta exagero, sobra parcimônia. Para a segundo, sobra casa cheia de amor, risada e choro também.

Para o segundo, por mais ingrato que este lugar seja, sobra uma mãe mais leve. Uma mãe possível. A culpa, impiedosa para as mães de primeira viagem, aumenta muito no começo, mas depois entra em queda. Só o segundo é capaz de chegar para agitar e serenar na mesma proporção. O segundo é mar revolto e calmaria. O segundo é puro amor: de mãe, de pai e do seu companheiro para o resto da vida, seu irmão mais velho.

Um cordão energético

Há uma ligação invisível e poderosa entre mães e filhos. É uma ligação energética que, segundo algumas linhas de estudo, permanece mais intensa até os sete anos da criança.

Já senti algumas vezes, mas neste fim de semana foi bem forte. Eu não andava bem. Estava bem reativa, sem paciência. Uma tristeza estava batendo forte dentro de mim. Maya, que vem crescendo com a velocidade da luz e está mais equilibrada emocionalmente e centrada, ficou agitada e chorosa.

Me peguei em um momento perguntando a ela: por que você está assim? Cadê aquela menina alegre e leve? Tudo está virando um problema para você. Olhei para o espelho e percebi que as perguntas eram direcionadas a mim mesma e não à minha filha. Ela estava apenas sentindo minhas dores e as espelhando.

Fomos passear e, sem nenhuma introdução na conversa, ela falou: eu queria ver a vovó Léo. Ela podia ter ficado com a gente mais tempo né? Ela virou estrelinha muito rápido. Nem deu tempo da gente brincar mais, comer com ela, passear. Que pena, né?

Eu engoli o nó que formou na minha garganta pela sinceridade cortante e pela ingenuidade tocante. Eu mesma queria ter dito isso. Ela verbalizou meus sentimentos. Eu também, filha, queria que a vovó Léo estivesse aqui com a gente por mais tempo. Eu sinto falta dela. Mas hoje, ela está lá no céu olhando pra gente. É né, main? Vovó Léo, eu te amo! E mandou um beijo pro céu.

Eu imitei a Maya e senti meu coração mais em paz. Eu só queria manifestar minha saudade e dor e não sabia como. Maya, ainda ligada a mim por um cordão energético, é quem fez isso. Eu e minha filha seguimos sendo espelhos. Sentindo e acolhendo uma a dor da outra. Nos alegrando com a alegria da outra. Estaremos ligadas até a eternidade por este cordão energético tecido mesmo antes dela chegar.

Mãe é bicho perigoso

A gente amamenta com os peitos rachados, com pontos na barriga e hormônios à flor da pele.

A gente enfrenta unhas tão frágeis de recém-nascido e um coto umbilical.

A gente não dorme por incontáveis noites, checamos a respiração e velamos o sono quando a febre vem.

A gente balança por horas um bebê com cólica e dorme com ele igual a uma mãe canguru.

A gente até se apavora com a queda, mas tira forças de onde nem imagina para cuidar, curar e alimentar.

Mãe é mais forte do que imagina. Mãe é bicho perigoso. Por nossos filhos a gente vai à luta.

Princesa e o que mais ela quiser ser

Branca de Neve foi a primeira princesa Disney. Lançado em 1937, o filme traz uma mulher encantadora, frágil e submissa que é totalmente dependente dos outros. Ao ser jurada de morte, é salva pelo remorso do caçador e depois pela receptividade dos anões, de quem se torna a empregada da casa.

Ingênua, cai na lábia da bruxa, é libertada por um príncipe e se casa após um beijo de amor, mesmo sem conhecê-lo. Maya não tem nada da Branca de Neve. Talvez a ingenuidade de uma criança, o que considero super saudável.

Maya é forte, determinada e adora exercer sua autonomia. Mas se encanta com histórias. Conhece as histórias das princesas antigas, mas é apresentada a mulheres reais que fizeram e fazem a diferença no mundo. Ela pode se vestir de Branca de Neve e ser forte. Não há problemas.

O que vai diferenciá-la da princesa frágil e submissa é saber que ela pode ser o que ela quiser, inclusive frágil. Mas que ela será a dona da vida dela.

Autonomia e independência devem ser valores ensinados desde cedo para que nossas meninas saibam que a felicidade delas não depende da chegada de um príncipe num cavalo branco. Felicidade é um estado que depende somente delas. Ser feliz pode ser subir num banco e cantar, se expressar e ser criativa. Sem ser tolida. Nossas meninas não cabem apenas em vestidos de princesas. Mas podem usá-los. A voz dentro delas é o que as guiará. Que saibamos não abafar.

O Cringe da Maternidade

Cringe é criticar a via de parto de uma mulher. Cringe é dizer que seu leite é fraco e que depois dos seis meses não traz nenhum benefício. Dar receita de fórmula ainda na maternidade, "só se precisar".

Cringe é dar palpite sobre como cada uma conduz sua maternagem, disfarçado de conselho. Cringe é criticar cama compartilhada por dizer que o bebê ficará apegado. Cringe é dizer que bebês e crianças estão manipulando situações.

Cringe é achar que bebês dormem a noite inteira (essa nem o mais cringe suporta mais!). Dizer que dar mamadeira para o bebê faz com que ele não desperte. Cringe é não apoiar uma mulher recém-parida, abraçar e acolher.

Cringe é dizer que colo mima. Achar que em criança pode bater para educar, mas que em qualquer outra pessoa é violência. Cringe é subestimar um bebê ou uma criança sobre suas habilidades. Taxar crianças de boazinhas ou capetas. Cringe é não assumir nosso papel em conduzir nossos filhos para que sejam emocionalmente saudáveis.

Cringe é fazer introdução alimentar para bebê de quatro meses e dar papinha batida. Cringe é não perguntar para a mãe ou o pai se pode dar algum tipo de alimento para seu filho. Cringe é pai que não assume suas funções como pai e só ajuda. Cringe é se intrometer, desrespeitar e invalidar as decisões de cada mãe.

Cringe é arrumar namoradinho(a) para criança. Cringe é falar pra mãe se cobrir ao amamentar. É olhar torto pra mãe que amamenta criança maior. Cringe, mas cringe mesmo, é apenas reproduzir costumes porque sempre foi assim e ninguém morreu. Cringe é nos comparar e competir umas com as outras. Ou pior, comparar o desenvolvimento e personalidade dos nossos filhos. Cringe é julgar a outra mãe e suas escolhas. Cringe é não encorajar outras mães.

Cringe de doer é achar que mãe tem que dar conta de tudo o tempo todo, sem reclamar, sem tempo para seu autocuidado, à disposição do marido, senão ele vai procurar outra, estar sempre arrumada e não dizer não pra ninguém.

A informação existe e está disponível. Empatia e gentileza nunca serão cringe. Deus me livre ser cringe, quero mesmo é ser uma mulher/mãe empoderada e gentil. Com os outros e comigo. Cringe é cafona. Eu quero mesmo é ser moderna.

Pausa

A vida pede pausa. Às vezes, pausamos o trabalho, outras vezes os filhos. Às vezes, a casa, o companheiro, a dieta, o sonho. A casa, ao meu ver, deve ter suas pausas feitas sem dó ou sofrimento, afinal, do que vale uma casa brilhante e cheirosa e uma mulher acabada? Pause a louça na pia, a roupa na máquina, pause a organização. Peça comida um dia.

Pause o marido, às vezes. Sim, a relação também precisa de pausa. Quando as discussões começam, pause antes de seguir. Respire. Tente não entrar na frequência e inflamar este momento. Pause e depois volte.

Pause os filhos também, por que não? Entrega para o pai. Fuja pro banheiro, fique mais tempo que um xixi. Deixa na madrinha, acione a rede de apoio quando achar que vai explodir. Pausar os filhos é saudável, voltamos com outro olhar para eles. Mais inteiras.

Pause o trabalho quando ele te engolir. Dê cinco minutos, respire. Fale com alguém que te faça bem e depois volte. Pause a rotina quando precisar. Mude o caminho, a rota, a logística da casa. Tá se sentindo sem ar? Cansada? Tente de outra forma.

Pause os planos da dieta imediata. Pense, planeje, não precisa começar hoje se não deu tempo de ir ao mercado. Não precisa ser agora a mudança.

Pause as redes sociais. Quando voltar, as interações continuarão acontecendo. O mundo virtual não vai sumir. Pause as respostas imediatas. Pause o sonho se ele não está te dando prazer. Retome logo mais.

Não é possível ter todos os botões no play apertados. Mesmo cheias de vida e potência é preciso ter equilíbrio. Pause algo para que as outras frentes da vida funcionem com mais qualidade e os dias caminhem mais leves. E, se alguém não gostar, pause quem não respeita seu momento.

Pausar não é desistir. As pausas deveriam fazer mais parte da nossa vida. Parar e tomar fôlego é preciso. Pause para a vida fluir. Pause para enxergar melhor. Pause pela sua saúde física, mental e espiritual. Pause para você.

E, quando seguir, siga sendo uma mãe possível.

Beleza no caos

Às vezes a gente se vê mergulhado em problemas. São os dentes do bebê que tiram o sono, as birras do mais velho, a obra atrasada, aquele problema familiar.

Parece que uma situação emenda na outra e não conseguimos ver saída. Os dias ficam difíceis, vão se arrastando e a nossa paciência ficando cada vez mais curta. Por vezes, é difícil respirar.

Quando a rotina nos engole, parar é preciso. Por cinco minutos. Ouvir a risada dos filhos, ver como aquela menina esticou, como o bebê está esperto. Ouvir uma palavra nova.

É difícil ver beleza no meio do caos. É difícil ver alegria quando a vida nos consome. Mas é nesses momentos que a vida nos convida a enxergar o que importa.

Já que o filho só quer dormir no colo, aproveite o momento: olhe as feições do pequeno, passe os dedos no seu rosto. Veja que milagre é ter uma vida saudável nos seus braços. Sinta a paz que só as coisas genuínas são capazes de nos trazer.

Enfie o nariz nos cabelos da sua filha e sinta essa perfume. Dê uma trégua à batalha da roupa que ela queria vestir e você não queria deixar. Se embriague com o cheiro do cangote da sua criança.

Não é síndrome de Pollyanna, a pequena órfã otimista dos livros. É ver a beleza do caos que nos rodeia. É rir dos pequenos acidentes. É se permitir encher o tanque de amor para seguir.

Quando tudo está difícil, é preciso limpar as lentes dos olhos para enxergar a beleza na simplicidade. Quando mergulhamos nos problemas, talvez o sorriso de uma criança possa ser seu caminho de volta para o salvamento. ❤

Se (re)Conhecer

É preciso se reconhecer depois da maternidade. Ela, que nos atinge tal qual um furacão. É preciso se olhar, ver o quanto mudamos e o quanto resta da mulher de antes.

Para isso, é preciso ser gentil com o nosso corpo e respeitar a nossa história. Suas marcas, cicatrizes, expansões e retrações. É preciso não se comparar. Cada mulher tem seu tempo, sua história e sua biologia. Por que querer ser igual a outra se somos únicas?

É preciso se gostar, antes mesmo de gostar dos filhos. Você precisa se amar antes de amar o outro. É preciso aceitar que não há volta possível. O corpo de antes de ser mãe não é mais viável. Você não é a mesma, por que seu corpo seria?

Finalmente é preciso se sentir bem, ser gentil consigo mesmo. Essa gentileza que você busca fazer para o outro todos os dias, deve ser um exercício diário para a pessoa mais importante da sua vida: você.

Amolecedores de coração

Crianças são capazes de romper barreiras, amolecer corações e criar conexões e vínculos profundos. O avô da Maya não é das pessoas mais sensíveis. Fruto de uma criação em que pai e mãe mandavam e ele obedecia, demonstrar afeto não era comum. Esses dias, logo após ver o avô, do nada, no meio da cozinha e de maneira natural, ela falou: vovô, sabia que eu te amo? Ele, que estava ocupado com algo, parou o que estava fazendo, olhou pra ela e paralisou. Eu assisti à cena e não interferi. Ele virou para mim e perguntou: "que foi que ela disse?" Eu respondi: "ela disse exatamente o que o senhor ouviu, que ela te ama". Tomei minha água e deixei ele digerir a informação. "Nossa, fui pego "disprivinido!", disse ele tentando sair da cena com uma gracinha. Mas, seus olhos cheio de lágrimas denunciavam que a declaração tinha cumprido sua função: demonstrar afeto de maneira simples, clara e natural.

Maya, depois de disparar uma flecha sem nem saber, saiu da cozinha e logo partiu para alguma brincadeira. O avô ficou na cozinha, coçou a cabeça, passou a mão nos olhos e seguiu com o dia. Não teve resposta. Mas não precisava. Maya atingiu em cheio um coração velho e criado em um outro tempo, em que falar dos sentimentos não era uma prioridade. O avô passou a mesma criação para os filhos, seguindo o modelo conhecido, como fazemos em muitas situações e falar de sentimentos não era comum. Na minha casa também não era comum. A minha geração ainda não falava de sentimentos com os pais com facilidade. Hoje, ao ver minha filha falar para o avô que o ama, sem um pretexto pra isso, de maneira tão natural e genuína me mostra que estamos no caminho certo.

Essa nova geração pode romper modelos e mostrar que o melhor caminho é o do amor. Depende de nós, pais, ajudar a próxima geração a ser mais sensível e empática. Maya, sabia que eu te amo um tantão assim? E abro os braços numa tentativa frustrada de mostrar o tamanho do amor que sinto por ela. ❤

O filho dos outros

A gente tem o costume de achar que os filhos dos outros são mais educados. Que se comportam melhor e que "não dão trabalho".

A gente acha que nossos filhos demoraram mais para adquirir determinadas habilidades. Que não são tão sociáveis e que o filho do primo come melhor.

A gente acha que as birras só acontecem com nossos filhos e que os outros pais são serenos e lidam com a educação de uma maneira mais evoluída que a gente.

A gente acha um monte de coisa que não é real. Todos nós, pais, estamos tentando encontrar nosso caminho enquanto educadores e responsáveis emocionais pelos nossos filhos.

Achar que os outros pais se saem melhor do que a gente não ajuda. Só gera frustração e cobranças desnecessárias.

Não tenha vergonha de fazer do seu jeito. Crianças são crianças em qualquer lugar e espaço. Você, mãe e pai, estão dando seu melhor. E, o seu melhor, só é diferente dos outros pais.

Benjamin não queria sentar no cadeirão para comer de jeito nenhum. Viagem, excitação, curiosidade. Criança sendo criança. Aquele pensamento de: todas as crianças estão sentadas comendo, só ele que não quer, passou pela minha cabeça. Aí olhei para o lado: a criança do vizinho estava comendo batata frita sentada no chão. E estava tudo bem.

Não nos comparar aos outros pais nos fortalece. Gera empatia. Nos permite ser quem achamos que devemos. Não julgarmos também. Ninguém sabe o que se passa na mesa ao lado. Muito menos na história de cada família. Crianças são únicas. Pais e mães também. Benjamin sentou do lado da criança da mesa do lado e, os dois juntos, comeram batatas sentados no chão.

Tem que ser possível

Não dá pra dar conta de tudo todo dia.

É humanamente impossível. A vida não é uma cartilha.

Tem que acordar, cuidar da pele, fazer atividade física, tomar o suco detox e se vestir de coragem.

Tem que providenciar cinco refeições saudáveis para as crianças e servi-las de forma atrativa. Lembrar que a sandália que a filha gosta está suja.

Tem que trabalhar sem pensar nos filhos e cuidar dos filhos sem pensar no trabalho. Tem que ser esposa, profissional, mãe, mulher, amiga e filha.

Não pode esquecer de estar magra e com o cabelo hidratado. Também é preciso usar maquiagem (leve, tá?!), andar elegante e falar baixo.

Precisa estar disposta para o marido, conversar sobre tudo e não perder o jogo de cintura. Nunca oferecer telas para os filhos e conferir tudo que é educativo.

Responder as mensagens do grupo da família. Ser educada e polida. Não pode perder o ritmo.

A gente tem mesmo é que ser o é e fazer o que quer. Assumir as rédeas da nossa vida e escolher o que faz sentido pra gente. Ser possível para quem mais importa: a gente mesmo.

Quando eu não faço nada

Hoje eu não fiz nada. Apenas quase recorri às artes marciais para cortar 20 unhas, tentei marcar consulta com dois médicos que não fosse para daqui três meses, o que custou umas cinco ligações, arrumei o lanche da escola para que fosse saudável e gostoso.

Hoje eu não fiz nada, apenas mediei umas duas crises de choro, desembaracei cabelo com nó, troquei quatro fraldas e brinquei de massinha no chão. Também percorri uns 5 km brincando de pega-pega.

Hoje eu tinha tanta coisa pra fazer, mas não fiz nada. Não dei sequência àquele projeto pessoal e profissional, mas eu entrei na agenda da escola, chequei o resumo do dia, vi se não havia recado da professora. Olhei a geladeira para saber o que tinha para o almoço e se a banana estava madura para fazer o lanche.

Hoje eu tinha planejado realizar tantas coisas, ia começar a me exercitar, mas não fiz nada. Entrei para ver o resultado do exame da filha e levei ao médico, falei com o jardineiro e falei com a psicóloga sobre comportamento infantil.

Hoje eu não fiz nada, mas comprei cenoura pra fazer o bolo, fui à farmácia, lembrei que o marido gosta de esfirra e coloquei a máscara reserva na mochila da escola.

Hoje eu queria um tempo para mim. Mas eu não tirei, como na maioria dos dias. Hoje eu não fiz nada, mas atendi o telefone e era alguém precisando de ajuda. Chequei se meu pai estava bem.

Chegou a noite e eu segui não fazendo nada. Arrumei os pijamas em cima da cama antes do banho, peguei as toalhas, pinguei o óleo de lavanda no travesseiro e seguimos para o banho.

Hoje eu não fiz nada. Mas acabo o dia com a sensação de que carreguei o mundo nas costas. Talvez porque eu tenha carregado mesmo. O nada aos olhos de muitas pessoas pode ser o mundo. Que a gente saiba reconhecer nossas conquistas diárias e que tenhamos reconhecimento por esses nadas que fazem toda a diferença na vida de uma família e na formação de seres humanos. Eu fiz tudo!

Nasce um bebê, nasce uma culpa?

Quando parimos um bebê, nos entregam, enrolados na mesma manta, um pequeno ser indefeso e um sentimento, que, a princípio, pode parecer tão indefeso quanto o próprio bebê: a culpa.

O clichê "Nasce uma mãe, nasce uma culpa" é um daqueles sensos comuns perigosos. Uma idealização de maternidade utópica, construída pela sociedade e internalizada por nós, mulheres.

O amor materno, entregue com a manta do romantismo, aprisiona a mulher na ideia de que ela deve fazer o possível e o impossível por seu filho, mesmo que isso signifique negar seus medos, angústias, desejos e, até, sua própria identidade.

Uma grande fonte de culpa vem de um estereótipo idealizado de que as mães são um ser divino, heroico, até santo, beirando a perfeição, e de que é possível dar conta de tudo o que vem no pacote da maternidade. Parir sem analgesia, amamentar até os dois anos exclusivamente, só servir alimentos orgânicos, lanches nutritivos, construir brinquedos educativos manuais, ter uma rotina calma e segura, ser firme e gentil o tempo todo, atender sempre ao chamado do bebê, não se sentir insegura e ter sempre resposta para tudo, entre outras demandas injustas.

Para a mulher que se tornou mãe, quase sempre, sobra: comida fria, banho a jato, dentes sem escovar, carreira pausada, sonhos adiados e muito julgamento.

A mãe passa a não ter direito de pensar em si, ter tempo para se cuidar. Ter direito de se sentir cansada e ter outros interesses para além da maternidade.

A culpa aprisiona, castra e frustra e não nos leva a lugar nenhum. Que possamos falar de uma maternidade mais leve, sem romances, mas cheia de amor: por nossos filhos e por nós. Com verdades e sem culpa. Somos divinamente imperfeitas e incríveis. Seja gentil com você.

Também sou saudade de mim

Às vezes sinto saudades de mim antes da maternidade. Não de quem eu fui antes de ser mãe. Mas da liberdade de ir e vir. Do tempo para lavar os cabelos com calma. Respeitar o tempo da máscara de hidratação.

Sinto falta do silêncio. Ah, como eu gosto do silêncio. De ler preguiçosamente na rede por horas. De assistir um filme inteiro, sem ser interrompida.

De almoçar às 15h sem nem perceber. De pular refeições. De usar a roupa que eu quero, sem pensar só no conforto.

Sinto falta de me maquiar e parar pra me olhar e me achar bonita. De olhar pra mim. De sonhar pra mim, de saber quem eu sou. Eu ainda moro no corpo dessa mãe. Sou um pouco daquele jovem sonhadora.

Sou leve, engraçada, descomplicada. Às vezes, queria ter só essas características de novo. Pelo menos por pouco tempo.

Aí me lembro de quem eu me tornei. E brota um sorriso. Parece que ser aquela é apenas um devaneio. Sou muitas, sou tantas, me parti em várias. Sou feliz, sou grata. Mas também sou saudade. Tem dias que mais, outros menos.

Para minha filha

Que você sempre goste do que vê no espelho. Que você se ame. Eu vou sempre te dizer o quanto você é linda por dentro e por fora e te criar para que sua autoestima esteja sempre bem resolvida. Não é questão de beleza, é para se amar, se sentir segura e forte o bastante para conquistar o que você quiser.

Que seu reflexo no espelho sempre te encante como agora quando você é bebê. Quando você for uma moça, que ele te mostre além dos seus atributos físicos. Que você consiga ver o ser humano lindo, amado, merecedor e capaz que você é.

Porque seu amor próprio está sendo construído desde agora. E eu e seu pai vamos sempre te colocar pra cima: você é preciosa, nossa menina.

Luz e sombra

A vida nos apresenta frestas de luz e sombra. Às vezes, escolhemos abrir a porta e deixar toda a luz entrar. Em outros momentos preferimos fechar a porta e ficar na sombra. Os filhos fazem isso com a gente diariamente.

As sombras ficam por conta dos gatilhos que nos remetem a algo da nossa infância. De coisas que mexem com a gente. De escolher reproduzir um comportamento da nossa criação que nos incomoda.

Às vezes seguimos pelas sombras. É mais cômodo, dá menos trabalho e nos sentimos seguros. Fazemos isso com outros setores da nossa vida, por que não faríamos isso com os filhos?

Mas, quando abrimos as frestas e deixamos o sol entrar, nos curando do que nos machuca, sentimos a abundância da vida como o sol batendo no nosso rosto.

As sombras e o sol não estão nos nossos filhos. Elas estão dentro da gente. Nossos filhos nos possibilitam abrir frestas ou fechar a porta. É um exercício diário.

Previsibilidade

Previsibilidade. Quando eu ouvi essa palavra me senti abraçada. Senti uma brisa de leveza em meio às amarras da maternidade e suas rotinas.

Desde que nos tornamos mãe a palavra rotina é martelada em nossas mentes como se fosse o manual perfeito para que a nossa maternidade dê certo. Há métodos e livros que pregam amamentação em horários definidos, soneca em horários definidos, comida, banhos etc. Tudo cronometrado, como se bebês fossem máquinas. E nós também. Já caí neste engodo. E a sensação era de que eu não podia perder o controle. Tinha que ter as rédeas sempre. Correr contra o tempo para estar sempre dentro do tempo. Era sufocante, extenuante e frustrante. Mas sabe né, criança precisa ter rotina, sentenciam. Senão, nada dá certo.

Foi quando li a palavra previsibilidade e recebi um abraço. Ela me permite a ideia de que sim, é preciso oferecer aos filhos o que é previsível, como o dia vai funcionar, isso dá segurança a eles, mas não aprisiona nos horários definidos e cronometrados. Me permite observar se meu filho está com sono mesmo pra soneca e não colocá-lo pra tirar a soneca às 9h porque é assim todo dia e pronto, mesmo que aquele dia ele não esteja. Ele pode dormir às 9h30 ou 10h. Ou, algumas vezes, não tirar a soneca, por que não? Me permite aproveitar a brincadeira até um pouco mais tarde, mesmo que ultrapasse a hora do jantar.

É engraçada a ideia do controle que a rotina nos oferece. A falsa ideia dele, na verdade, pois quando nos tornamos mãe o que mais vemos na prática é que não temos o controle de nada. Aí travamos lutas para tomar as rédeas e possuir um controle imaginário e opressivo muitas vezes. Por quê? Precisa ter rotina.

Previsibilidade me soa melhor. Me conduz por um caminho mais leve. Me mostra que nem todos os dias precisamos fazer tudo igual. Que somos humanos e nossos filhos também. Que não somos o relógio que tentamos tanto controlar e acaba nos controlando. Previsibilidade, seja bem-vinda à minha maternidade. Ando preferindo a leveza ao controle.

Dar à luz

Ser portal de vida significa dar o filho à luz que, até então, permanecia na escuridão do ventre materno. No momento da passagem, essa vida que habitava a escuridão recebe a luz do mundo no parto.

Mas, o contrário também se aplica. Quando conduzimos um novo ser à vida, ele também nos conduz a uma nova vida. Cheia de luz.

E, neste ciclo virtuoso de vida, dar à luz um ao outro nos transforma e nos faz brilhar. Mãe e filho são astros luminosos: um ilumina ao outro e ambos podem iluminar o mundo.

Despedida da barriga

Sinto que está chegando, meu corpo vem me dando sinais. Foram 9 meses de comunhão, dias melhores, outros piores. Que venha no seu tempo. Te aguardo, te pressinto, confesso certa ansiedade pela sua chegada. Meu corpo todo sente seu peso e está tão difícil me mover quanto ficar quieta. Nascer é tempo sem hora.

Aguardo você sentir-se pronto para respirar por si só. Talvez sentirei falta de sua presença em mim. Você é muito desejado meu Bem, venha na sua hora, estarei sem nenhum compromisso. Quando meu corpo e você estiverem em trabalho de parto, vamos nos repartir, você partirá para uma nova jornada, numa viagem intensa, procure a luz, procure o caminho que lhe ofereço em meu corpo.

Não fique com medo porque estarei aqui sempre contigo. Mesmo que eu não saiba o que fazer de pronto, vamos descobrir juntos. Despeço-me da barriga linda e grande, você se despede do interior do meu corpo, mas nos encontraremos aqui deste lado em uma longa aventura. Sinta o amor que confirmo ao colocar minhas mãos em meu ventre, sinta o calor que emana, mãos essas que anseiam por te afagarem. Sem pressa, meu bebê, venha no ritmo que imprimimos juntos. Papai, Maya eu e você sabemos tudo o que passamos nesta aventura durante nove meses. Estou pronta para a entrega, você pode ouvir a potente batida do meu coração te dando confiança. Prepara-se e dê o sinal.

Venha na Lua que você escolher, com vontade de me ver como já responde ao ouvir minha voz. E que nosso bom Deus e a Nossa Senhora do Bom Parto não nos desamparem nessa hora mágica. Logo vamos aprender a ser mãe e filho. Logo vamos aprender a ser uma nova família com você agora. Confio no meu corpo. Confio no meu instinto e no seu para atravessarmos este portal do nascimento juntos e em sintonia. Nossa relação que já é forte vai ficar cada vez mais. Estou pronta pra te receber meu Bem amado.

Poemas

Sou muitas

Sempre quis ter controle;
Sempre gostei de dormir até tarde;
De comer comida quente e na hora que eu escolhesse;
Sempre quis determinar o próximo passo
Fazer minhas vontades;
Atender aos meus desejos.
Não imaginava abrir mão tão profundamente,
De maneira tão permanente.

Quando me tornei mãe entendi;
Viver só pra mim era raso.
Eu precisava pisar nas profundezas de outro ser;
De olhar como outra pessoa;
Praticar diariamente o exercício da empatia.

Hoje não sou mais só eu,
Sou muitas para tentar ser mais vocês.
Uma versão de mim mesma tão mudada
que, por vezes, nem reconheço.
E tudo bem. Nunca quis ser igual pra sempre mesmo.
Ter os mesmos sonhos e desejos.

Hoje tenho todos os desejos do mundo
Aqui cabem os meus, os seus e os nossos sonhos.
Sou muitas, sou de vocês e vocês são meus
Mas sou minha também.
Adquiri a capacidade de compartilhar, expandir e retrair.
Sou movimento
Nunca mais serei eu mesma
Sou mãe.

2 universos em mim

Nem a física explica.
Há dois corações batendo no mesmo corpo.
Pés, mãos e braços ocupando o mesmo espaço.
Nem a física explica.

Gerar é mesmo revolucionário.
Sinto imenso prazer em ser sua morada.

Sempre quis existir para além de mim.
Gerar é me expandir para outro lugar.

Tem coisa mais louca que carregar outra vida?
Saber que dentro de você crescem
estômago, rins, pulmão e coração?
Nem a ficção científica explicaria como é
incrível gerar alguém na barriga.

Há dois universos em mim.
Um tem memória e história.
Mente gasta, um pouco cansada e um corpo com marcas.
O outro é puro.
Novo e intacto.
Ser mãe é poder existir de novo em outro corpo.

Ser mãe é se abrir

Talvez um dia eu entenda o que se passa aqui dentro.
Há mudança de humor, expansão e retração corporal
(cresço pra fora e me aperto por dentro).
Há eu e você aprendendo a conviver.
Eu expando pra te acomodar e você ocupa
o que antes era o meu lugar.
Eu e você somos um, mas somos dois.
Pra você existir eu preciso me abrir.
Abrir espaço no corpo, na mente e na alma.
Me abrir pra te acolher quando eu começar a te conhecer
Ser mãe é se abrir
Há maneira mais bonita de existir?

Não tem descompasso

Aqui dentro tudo é movimento
Te sinto mexendo, crescendo, se tornando humano

Aqui fora o movimento me limita
Tenho agora uma avantajada barriga

Nesta dança eu e você damos passos inversos.
Cada um no seu compasso
Fluindo a vida no seu tempo e espaço

Sou mãe e te acolho
Sou seu portal
Na nossa dança não há descompasso

Eu e você estamos a aprender como é dançar juntos
Fluir vida pra trazer você ao mundo

Te coroo

Eu te coroo mulher que lutou pra engravidar;
Que se submeteu a tratamentos, desgastes para gerar;
Eu te coroo mulher que descobriu a gravidez
no susto e sentiu medo e angústia.
Eu te coroo mulher que teve descolamento de
placenta, aborto espontâneo, teve que ficar de
repouso e lidar com o turbilhão de tormentas.

Eu te coroo mulher que teve que combater a trombofilia
e tomar uma injeção todos os dias para manter a vida.
Eu coroo a mulher que teve diabetes gestacional
e passou um período de privações.
Te coroo mulher que teve pressão alta e
pré-eclâmpsia e viveu em estado de alerta.

Eu coroo a mulher com problemas de coluna,
lombar, que viu seu ciático gritar;
Eu coroo a mulher que teve hiperêmese e viu seu
corpo cada vez mais frágil mesmo gerando vida.
Eu te coroo mulher que teve algum problema detectado
no ultrassom e que se angustiava a cada exame.
Coroo a mulher que teve que lidar com diagnóstico de
alguma deficiência com seu bebê ainda dentro de você.

Que enfrentou a dor e a incerteza diária
sobre a vinda do seu bebê.
Eu te coroo mulher que não teve apoio durante a
gestação e que enfrentou olhares de reprovação.

Eu te coroo mulher que teve que equilibrar gestação,
profissão, relacionamento, sendo exigida de todos os lados.

Coroo a mulher que não teve assistência de saúde, que
sofreu violência obstétrica pra trazer seu filho ao mundo.
Coroo a mulher que viu seu corpo se transformar
e chegou a duvidar da sua beleza.

Coroo a mulher que viu seu relacionamento mudar e
se deteriorar na hora mais sensível da sua vida.
Coroo a mulher que sentiu falta de ar, queimação,
azia, tontura, teve desmaios e pés inchados.
Coroo também a mulher que teve uma gravidez
tranquila, com medos e receios legítimos.

Eu coroo você mulher que não gerou no ventre, mas na mente.
Eu coroo todas as mulheres que se
transformaram para receber vida nova.
A você, minha admiração por trazer esperança a este mundo.
Você é rainha!

Segunda gestação

Ando bem cansada
Segunda gestação é pesada.
É preciso gerar e ao mesmo tempo amar,
educar e cuidar do primeiro.
7 meses tem azia, insônia, lombar grita, sem
contar as contrações de treinamento.
É preciso fazer xixi na madrugada, 1, 2, 3x e voltar a dormir.
O primeiro filho chama
As noites são longas
Cada uma delas é uma saga
Fecho os olhos cansada, olhos ardendo, cabeça que não para.
Aí sinto você aí dentro
Se comunicando comigo
Me lembrando que sou uma fábrica de vida.
Ponho a mão na barriga e você responde
Dizendo que carrego mais um milagre
Fecho os olhos e deixo o choro aflorar
É choro de gratidão por sentir o seu coração.
É ele quem me guia, para mais um trecho de sono
Ando cansada, mas cheia de vida.
Dormir com dois corações batendo é privilégio
Sou portal de amor.
A vida de mãe é tudo, menos tédio.

Poeminha da mãe para virar criança

Se durante a semana não há tempo para ser criança,
Fim de semana é hora de entrar nesta dança.

Vista seu melhor sorriso e brinque com seu amigo.
Esse 1 metro de gente quer viver intensamente;
Rir, correr, brincar, pular e escorregar livremente.

Pense antes de dizer um não automático;
Daqueles que dizemos por dizer sem sermos nada simpáticos.

Para esses pequenos a vida é urgente.
Talvez devêssemos aprender com eles a viver a
vida alegremente, sem tantas correntes.
Quem sabe fôssemos um pouco mais gente?

Poeminha da mãe com os ouvidos doídos

Como gritam!
Gritam por terem vida
Eita grito estridente
Que mexe com a gente!

Crianças gritam
Na alegria, na raiva, no medo, no choro
Precisa gritar tanto?

Não sei se precisa
Não sou mais criança
Mas, uma coisa eu entendo
O grito de criança tem vida

É forte e potente
Valha-me Deus uma casa em silêncio
Prefiro aquele barulho agudo nos meus ouvidos
E repetir insistentemente
Pra que gritar tanto, criança?
Ao que eles irão me responder com um
novo grito, seguido de uma corrida e uma risada
Aí sim eu saberei: na minha casa mora vida.
Gritem então, estar vivo é fazer barulho.

Segunda gestação II

Tem dias que você me solicita, mas me pesa a barriga.
Mãe de dois é assim: um fora, um dentro
e um cansaço tremendo.
Você quer sentar no chão pra brincar de massinha,
se esconder e pular na minha barriga.

Meu corpo em expansão às vezes não aguenta tanta
solicitação. As pernas doem, o ciático grita.
Dá uma coisa ruim aqui dentro. Parece que
estou em falta com meu primeiro rebento.

Meu coração chora por não poder te dar colo toda hora.
Mãe grávida é bicho sensível, quer dar conta de
tudo, mas esquece que carrega o segundo.
Fica desajeitada, se senta, não levanta com tanta facilidade.
Mas seu coração está em expansão tanto quanto
seu quadril: nele caberão a velha e a nova vida.

Poeminha da mãe que adora dar colo

Meu colo é berço. Pode se aconchegar e os olhos fechar.
Cama nenhuma vai te abraçar. Aqui tem calor e amor.
Meu colo é casa. Quando você se sentir insegura,
pode se aninhar. Aqui é seu lugar.
Meu colo é remédio. Quando machucar, venha ele visitar.
Meu colo é abrigo, aqui nenhuma tempestade há de entrar.
Meu colo é chão. Finque bem os dois
pezinhos pra sair segura pro mundão.
Meu colo também é céu. Dentro dele pode sonhar e dar
asas à imaginação. Quem nele cresce não se limita.
Meu colo é teu lar. Meus braços foram
projetados para te enlaçar.
É só se achegar.

Poeminha da mãe boba e risonha

Meu riso é mais solto contigo
Rio da vida quando ela me testa
Rio do chocolate na cara toda e na testa
Do problema de família
Do boleto esquecido
Rio assim, sem aviso

Você me faz rir do sol raiando
Do dia cinzento
E até dos meus tormentos

Rio da sua cara sapeca
Do sorriso gracioso
Do pneu furado
Da camisa amassada
E do cabelo desleixado

Rio da minha ruga recém surgida
Do cabelo branco que salta à vista
Da barriga adquirida
E da noite mal dormida

Parece que você dá corda ao meu riso
Você é meu vício
Ao teu lado meus dentes nem tão brancos brilham
Pra lembrar que você inspira
Meu sorriso mais genuíno.

Poeminha da mãe brincalhona

Filha (o)
Quero brincar com você até rir de doer a barriga
Quero pular, saltar, rolar até a gente cansar.

Com você tudo deve parar
E só o mundo da imaginação é que deve girar

Vamos pular amarelinha
Encher bexiga e andar por aí cheias de fitas coloridas

Nada é mais urgente que ver você contente
Nada é mais valioso que ver o seu sorriso solto

Infância não é tempo de construir currículo
Valha-me Deus correr esse risco.

Sou muito atarefada
Mas nada vale mais que sua risada
Vamos ler histórias sobre os mares, a
floresta e os pinguins da Antártida

Seremos amigas de Peter Pan, Saci e da Emília
Viver como criança é mesmo uma maravilha.

Obrigada por me dar a oportunidade
de me apequenar de verdade
Quero brincar com você ao invés de viver só de realidade.

Talvez a realidade esteja invertida
Deveríamos passar mais tempo brincando
Infância é base, o começo da vida.

Poeminha da mãe um pouco cheia dos palpites

Aí vem você querendo me dizer o que fazer
Logo eu que sempre quis aprender
Que sempre ouvi a voz que fala aqui dentro do meu ser

Posso não saber de pronto
Mas vou ler um pouco e ir testando
Minha posição não precisa de diploma
É tentativa e erro
É coração vibrando e um pouco de pranto

Não me diga que isso não ou que aquilo é proibido
Não coloque regras em um amor que ultrapassa os sentidos

Você pode já ter estado no meu lugar
E sua experiência eu posso escutar
Mas, me deixa tentar encontrar meu maternar?

Vamos nos descobrindo
Eu e meu rebento.
Aos poucos vou surgindo
Prazer, sou mãe, me deixa achar meu caminho?

**Poeminha da mãe que adora criança e sabe
que sujeira é sinônimo de infância**

Desconfio de crianças muito limpas
Sempre de laço ou fita;
De crianças sempre bem arrumadas
Que nunca andam descalças;
Desconfio que possam não ter o direito
De ser criança mesmo sendo.

Mãe é árvore

Mãe é árvore.
Tem raízes bem fincadas no chão.
Delas, sobe um tronco rígido e solitário.
Quando plantadas aos pares uma faz companhia a outra.
Mãe nasce arbusto, de pequeno porte, mas com
o passar do tempo seu tronco fica lenhoso.

Mãe é árvore.
Conhece chuvas e ventos, mas está debaixo
do céu azul e é amiga do sol.
Passa por variações como as estações do ano:
pode até balançar, perder folhas, ter alguns
galhos arrancados, mas, assim como chega a
primavera, fica frondosa e colore a paisagem.

Mãe é árvore
Como uma linda copa verdejante, acolhe filhos,
família, amigos e quem precisar, assim como as
árvores acolhem passarinhos, bichinhos e folhas.
Mãe é um ecossistema todo.

Mãe é árvore.
É um organismo essencial para o equilíbrio do planeta
casa e desempenha funções vitais para regular o ambiente
em que estão fincadas: controla a temperatura, chuvas,
aumenta a umidade do ar, produz frutos e sementes.

Mãe é árvore.
É sombra, aconchego e abrigo.
Pelas suas veias corre a seiva da vida.
Suas sementes, se bem cuidadas, entregam
bons cidadãos ao mundo.
Mãe é árvore.

Poeminha da mãe cansada e culpada

Prometo não desistir
Nem quando o cansaço insistir

Prometo estar sempre por perto
Mesmo que o dia a dia seja incerto
Prometo ter calma e ter alma pra estar com você
Mesmo quando o mundo me testar e tentar me enlouquecer

Prometo te respeitar
Mesmo que pra isso eu precise me apequenar para te olhar

Prometo não te culpar
Afinal, você só veio ao mundo pra eu te amar

Prometo te prometer menos
E ser mais

As palavras são lançadas ao vento
O que eu faço é que tem sentimento.

Beijo de mãe

Um beijo te faz mudar o rumo
Pode selar seu futuro.
Há beijos mais quentes que multiplicam a gente.
Outros de respeito, que são insuspeitos
Há beijo de reconhecimento, aqueles de nascimento
Desajeitados, ansiosos, emocionados e cheios
de medo, que emancipam a gente
Nos beijos de construção, depositamos amor à prazo
Mas, o mais poderoso deles é o beijo que cura
É na batida, na queda, no ralado, na dor do corpo e do coração
Não há remédio mais poderoso no mundo que um beijo de mãe
Beijo de mãe não mente, aquece o coração e desfaz o furacão
Vai curando por dentro até secar as
lágrimas e cessar a tempestade.
Beijo de mãe não é travessia. É parada. Porto seguro.

Se este livro chegou até você e trouxe algo bom,
mesmo que a leitura ainda não tenha sido completa,
deixe sua impressão na rede social da autora:

@eu.brunabarbosa

Sua avaliação faz com que o livro chegue a
mais mães e abrace cada uma delas.

Quer ser acompanhada por mim mais de perto e tornar a sua
jornada materna e como mulher mais leve e significativa?

Acesse o link **bio.site/bruna.barbosa**

Lá tem um mini e-book que você será presenteada
e outras formas que eu posso te ajudar.

editoraletramento
editoraletramento.com.br
editoraletramento
company/grupoeditorialletramento
grupoletramento
contato@editoraletramento.com.br
editoraletramento

editoracasadodireito.com.br
casadodireitoed
casadodireito
casadodireito@editoraletramento.com.br

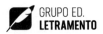